上人與我

那些年 我們在慈濟的日子

慈濟醫療財團法人副執行長
郭漢崇醫師——著

作者簡介

郭漢崇

一九七九年臺大醫學系畢業，現任花蓮慈濟醫院泌尿部主任暨慈濟大學醫學院泌尿科教授、慈濟醫療財團法人副執行長。首創將肉毒桿菌素注射於尿道括約肌，以解決低收縮力膀胱的排尿問題，讓病人可以恢復正常的排尿，為國際知名的功能性泌尿醫學專家，排尿障礙治療的權威。編寫排尿障礙及尿失禁相關的教科書及單行本超過二十冊，如《臨床尿路動力學》、《臨床泌尿學》、《泌尿健康百科》、《婦女泌尿學》、《排尿障礙》等，也撰寫醫療科普及醫療人文書籍如《焦慮的膀胱》、《尿尿小事學問大》、《涓涓人生》等。

推薦序

長約永續　生生世世

釋證嚴

回想三十三年前，花蓮慈濟醫院在眾所矚目中啟業了，卻因醫師人力不足，只能慘澹經營；直到兩年後，由臺大派來支援的年輕醫師漸漸有了落實生根的想法。深刻記得兩周年院慶時，內、外、兒、婦、骨科，還有神外、神內、泌尿、耳鼻喉、眼科等各科主任、主治醫師都已就定位了，陣容一字排開，一掃長達兩年等待良醫的無奈。

尤其泌尿科主任郭漢崇醫師一上臺，主動拋出「要與師父簽三十年長約，直到一〇七年（西元二〇一八年）」時，在場所有會眾的心都沸騰了，掌聲久久不絕。我動容、我感恩，我向郭主任說，「師父跟你的三十年長約，自動延期二十年，你要一直做到八十五歲。」轉眼三十一年過去了，回顧當時的場景仍歷歷在目，而那時郭教授與師父的約定，已成一紙生生世世永續的長約。

回想三十多年前，郭醫師支援阿拉伯醫療外派一年剛結束，回臺灣後，依臺大內規，馬上升任臺大醫院主治醫師。原本郭醫師準備出國進修，但在兩年支援花蓮慈濟醫院期間，他那分醫者仁心，與慈濟產生了連結，於是捨棄前往美國進修的機會，義無反顧地定居花蓮，行醫助人亦成就了他醫學研究的夢想。

一座醫院要永久經營，必得服務、教學、研究三者同步進行。在花蓮慈濟醫院成立的第二年，我就有成立醫學院的想法，在此之前，得先儲備教學及研究人才，於是一九九二年先行成立「慈濟醫學研究中心」，當初從臺大來的這批年輕優秀醫師都欣然加入，進行各種臨床及基礎研究。

其時，郭醫師念念不忘學術研究，希望創辦《慈濟醫學雜誌》，提供一個院內醫師發表研究成果的園地，我樂見其成。初時，稿源有限，從收稿、校稿、版面修正到送製版都得自己來，絲毫不以為苦。二十七年過去了，《慈濟醫學雜誌》終於被美國國家圖書館醫學期刊部門所收錄，這本雜誌也成為國際性的醫學期刊。

郭漢崇教授學養俱豐，胸懷遠大，對於如何落實七院一家，推動慈悲醫療有無限的願景，於是在三年前，敦請他承擔慈濟醫療法人副執行長重任。爾後，他用心擘畫慈濟醫學年會。從二〇一七年開始，分別在花蓮、臺北、臺中慈濟醫院舉辦，讓年輕醫師有機會發表研究成果，同時提供各院區醫師一個相互交流的平臺，亦邀請眾多醫界前輩擔任座長，提升慈濟醫療體系研究風氣與水準，為慈濟醫療培育更多優秀人才。

對於推動醫學教育有一分使命感的郭教授，著述不輟，已出版超過二十本泌尿學的專業叢書。他認為，慈濟在全臺有七家醫院，千餘位醫師，如果有醫師願意多承擔一點，將自己的臨床教學或完整的演講資料，用淺顯易懂的方式彙編成書；不僅是醫學生臨床教學的重要教材，又能提供大眾閱讀。從推動編撰慈濟醫學叢書，到結集「慈濟醫學文庫」，可以厚植慈濟醫學教育的實力。

今年七月，郭教授來靜思精舍開會，我拜託他為慈濟醫院的起始與醫療人文作一個回顧，他即知即行，每週都有進度報告，同時進行撰寫。在他筆下，〈慈濟永遠的先生〉——杜詩綿院長、曾文賓院長與楊思標教授，又在我心中鮮明起來。我感恩他們三位全力促成臺大醫院與花蓮慈院建教合作，確保臺大會派出主治醫師及住院醫師前來駐診和進行手術。杜院長更抱病東來，勇敢承擔起第一任院長；繼任的曾院長感於慈院所有經費都來自大眾捐獻，必須開源節流。現年已是百歲人瑞的楊教授，曾任臺大醫院、臺大醫學院院長，卻願承擔慈濟護專第一屆校長的職務。這三位醫界大老對慈濟的護持誠意，我永遠銘記心版。

看到〈人文，慈濟最美的風景〉，十二位醫師典範，一一躍然紙上。

郭教授的付出，自不待言；最最感恩陳英和名譽院長，在慈濟醫院啟業前，他就隻身來到花蓮報到，宿舍還未完工，只能暫時委屈他住在精舍後面的平房，他都安然自在。最棘手的個案如遭受意外僅剩上半身的林傳欽、極重度先天性膝反屈的陳團治，都在他手上重生。他對解除病人苦難和他的基督信仰一樣堅定不移，且又努力栽培後進，我是由衷感恩。

還有大家所熟悉的簡守信院長，在SARS期間擔任東部指揮官的李仁智醫師、立願照護失智病人的曹汶龍醫師、組成二十四小時救心團隊的王志鴻副院長、致力於器官移植搶救生命的李明哲醫師、成立東部心臟外科團隊的趙盛豐醫師。還有啟業至今一直守在小兒科的陳瑞霞醫師、設置心蓮病房現在是國健署署長的王英偉醫師、守護小腦萎縮病人的神經科劉安邦醫師、致力於兒童早期療育的梁忠詔醫師，加上建立本土病理個案的許永祥主任、陳信典醫師等，都一直守護在工作崗位上，為搶救生命，燃燒自己的熱情。

結識郭教授三十餘載了，除了歲月增添白髮外，他還是當年那位滿懷抱負，且能築夢踏實的大醫王。泌尿科原本是外科系的一個次專科，但在郭教授努力耕耘，培育後進，帶領團隊創新研發之下，醫療技術已達到世界級的典範。二〇一五年，他應美國泌尿科醫學會邀請到大會堂發表成果，是全臺灣泌尿醫學界的第一人。除了「錄影尿動力學檢查」已超過兩萬兩千例；二〇一九年底，郭教授更以「應用肉毒桿菌素治療排尿障礙」的卓越成果，獲得「國家生技醫療品質獎」醫療院所類銀獎殊榮，實為慈濟醫療之光。

從郭教授撰述十一萬餘言的《上人與我——那些年我們在慈濟的日子》一書，可以了解慈濟醫療創建維艱的真實歷程，與慈濟醫療人文的永續傳承，常言「莫忘那一年，莫忘那一人，莫忘那一念」，這本書正代表慈濟醫療人文的重要回顧，感恩郭教授用心收集圖文史料，耗時四個月傾力撰稿，樂為之序。

推薦序

為佛教為醫療　終生職志

林俊龍　慈濟醫療財團法人執行長

在靜思精舍聆聽郭漢崇副執行長分享《上人與我——那些年我們在慈濟的日子》，是非常特別的體驗，因為我是在「慈濟綜合醫院」啟業第九年才從美國回到臺灣，加入慈濟的醫療團隊。郭教授每週講述一個章節，螢幕上一張張老照片，慢慢引導我們，彷彿與證嚴上人一起回到一九八六年醫院籌建與啟業後的艱辛日子。

每一回聆聽都非常感動，畫面中一位位熟悉的典範身影如：杜詩綿院長、曾文賓院長、楊思標院長，是我在臺大醫學院時期的師長們；早期投入的陳英和、郭漢崇、簡守信等醫師則是比我年輕的學弟們。可惜，我太晚回臺，沒有參與到建院的篳路藍縷。但可幸的是，我能回到偏鄉，與理念相同者一同打拚。我們都認同「奉獻醫療，要到需要醫療的地方」，才能貫徹「信己無私，信人有愛」、「以人為本」的慈濟醫療人文理念。

其實，應該是在證嚴上人與慈濟志工全力募款籌建醫院、招募醫護的同時，移居美國二十多年的我開始四處尋求人生的意義。長期在天主教醫院服務，讓我與神父、修女有很多互動，但不知為何無法完全融入，在休假時經常與太太拜訪一些佛教道場，聽法師講經說法，閱讀《心經》、《金剛經》、《六祖壇經》等佛書後，覺得佛法道理精闢，但心裡很納悶，為何佛教無法作到「實踐」，佛教徒的活動都侷限在打坐、念經、法會等，看不到像天主教、基督教開辦醫院、育幼院等，能將佛法落實在人間的行動。

所以當我在一九八九年回臺省親，得知在臺灣東部有一間由佛教創辦的醫院時，非常好奇，也決定要親自到花蓮看看。當太太跟岳母提起要到花蓮慈濟時，岳母說「慈濟很好」，鼓勵我們去，其實她那時已認識師父，已是慈濟榮董。

記得那一天是下雨天，我和妻子在陳洪美惠師姊（我太太的姑姑）一行五、六人抵達慈濟醫院，到第一會議室與上人會談。雨天，上人訪客不多，我們一聊就聊了兩個多小時。看到瘦弱的法師以行動實踐佛法，內心非常感動，當場就承諾退休後加入慈濟醫院。回到美國，開始參與慈濟義診與活動。後來再次回到臺灣度假時，上人告訴我：「這邊很缺醫師。」當時，孩子已上大學，徵得全家同意，我提早退休，於一九九五年回到臺灣加入慈濟醫院。

在花蓮慈濟醫院擔任副院長期間，就開始參與大林慈濟醫院建院等細節規畫，爾後，上人慈示我接任院長，我就全力以赴。大林慈濟醫院於二〇〇〇年八月啟業，啟業初期也是焦頭爛額，但我就是埋頭苦幹的帶著同仁往前衝。

相較於十四年前啟業的花蓮慈濟醫院，大林慈濟醫院同樣是從無到有；花蓮聘人不容易，嘉義大林也是鄉下，聘人也不容易。加上醫療人員來自「四面八方」，不同醫療體系背景，要整合很不容易，深深體會到上人以身作則帶動志工，才是帶動慈濟醫療人文最重要的原則。

舉一個簡單的例子，有一位我從嘉義某大醫院邀聘來的醫師，工作第一個月的某一天他打電話跟太太說：「看個診就忙到晚上七、八點，到現在我還在巡病房，也還沒吃飯，妳先幫我準備晚餐。還有，順便把行李打包好，我們不幹了。」原來他工作多年卻從來沒有忙成這樣過。還好這位醫師有節儉的美德，回家途中，沿路看到院區裡有燈沒關他就順手關燈。「咦，怎麼這個門診區還這麼一大堆人？在做什麼？啊，院長還在看診！」他回到家一邊吃飯一邊想著，「人家院長都可以這樣做，為什麼我不能？」他轉個心念就對太太說：「不用打包了，我們還是留下來吧。」而這位可愛的醫師，到現在都還在大林慈濟醫院服務。

再分享一個有趣的故事。上人提倡「用鼓掌的雙手做環保」，大林慈濟醫院啟業後也開始推動環保分類。有一天，一位醫師回家跟父母說：「我們明天早上要到環保站去做分類。」他父親用臺語回他：「你頭殼壞了嗎？你是醫生耶，醫生去跟人家撿垃圾，不是頭殼壞掉？！」他回說：「院長自己帶頭的啊。你不相信，明早跟我去看。」星期天一早，這位父親跟著兒子來到環保站，看到院長帶頭在那邊做環保，一家人也自此改變觀念，將環保融入生活中，到現在都還在做回收。這就是我從上人身上學習到的「以身作則」精神，用在醫院管理上，發揮了很好的效應與回響。這所有親切溫馨的點點滴滴，漸漸營造出大林慈濟醫院帶著鄉土味的人文氛圍。醫療人文就是從花蓮開始，逐步在玉里、關山、大林、臺北、臺中、斗六各院拓展傳承，並加以發揚光大。

前一段時間，在靜思精舍，上人一隻手打著點滴，一邊拖著疲憊的身體走出來與捐款賑濟東非水災的大德會面，上人一心一意想要翻轉東非災民的命運，而將自己的身體狀況置於其後，我除了感動，就是佩服。「普天三無——普天下沒有我不愛的人，沒有我不信任的人，沒有我不原諒的人」，這句靜思語是上人身教最佳的寫照，也每每讓我佩服得五體投地。

記得當年我要離開美國洛杉磯回花蓮的時候，老同事保羅・寺崎（Paul Terasaki）教授請我吃飯時，他說：「你腦袋壞掉！竟然放棄了二十五年來在美國努力的一切。」他來過臺灣很多次，覺得當時臺灣的醫療配備、電力基礎設施等等都落後很多，「你的工作是兩倍忙碌，薪資卻只剩幾分之一，不就是腦袋壞掉了！」我回他：「我是在臺灣出生的佛教徒，又從事醫療工作，現在有一個機會能為臺灣、為佛教、為醫療，貢獻我二十幾年的專長，這才是我一生難逢的機會。」

回到臺灣，轉眼二十多年過去了，能夠為佛教、為慈濟、為醫療奉獻一生，並以「靜寂清澄，志玄虛漠，守之不動，億百千劫」為終生職志，是我在行醫路上，最幸運的人生際遇。期許慈濟醫療志業能不負師父所託，將愛的醫療人文，永續傳承。

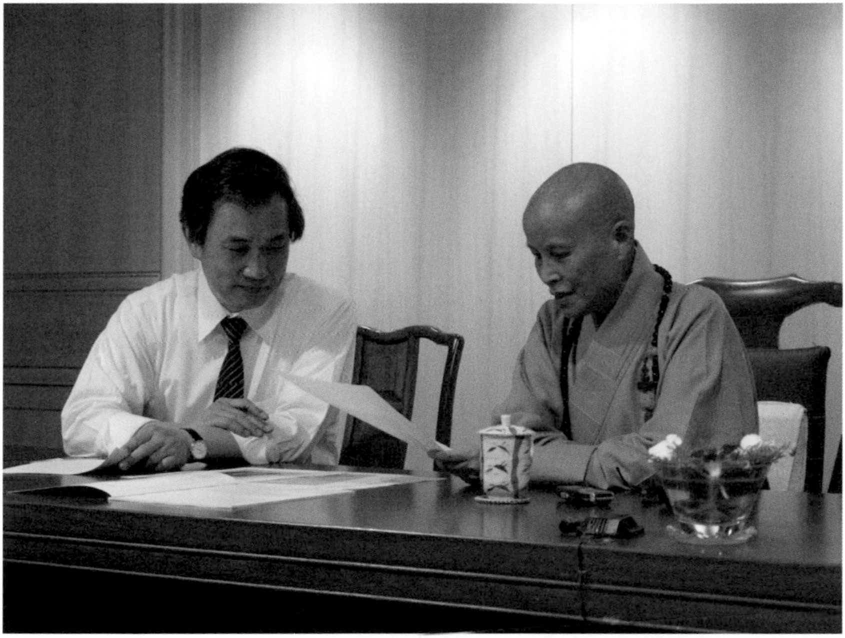

莫忘初衷・守護慈濟

那些年，看著慈濟醫院平地起

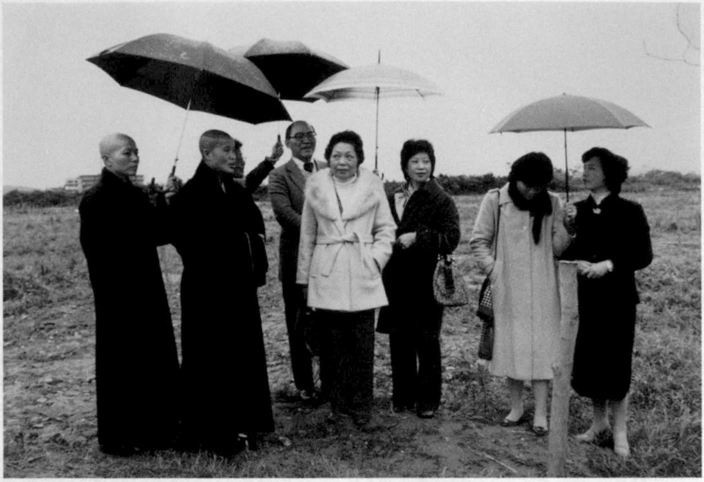

臺大醫院醫務副院長曾文賓及夫人周翠微（中）陪同證嚴法師勘查建院土地。尋找建院土地困難，其後發現尋覓醫師人才更難。

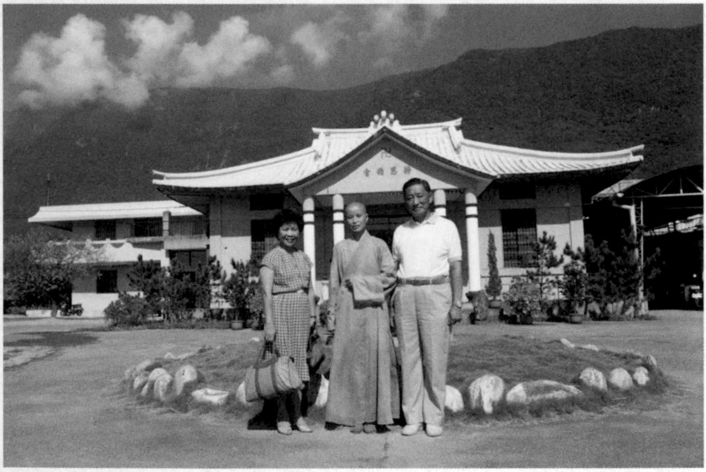

證嚴法師雖知臺大醫院副院長杜詩綿（右）罹癌，且僅剩三個月生命，仍希望委託重任，杜詩綿受法師感動，接下慈濟醫院第一任院長之職，至一九八九年穩定醫院啟業工作後辭世。圖為杜院長與夫人張瑤珍（左）及證嚴法師於靜思精舍前合影。

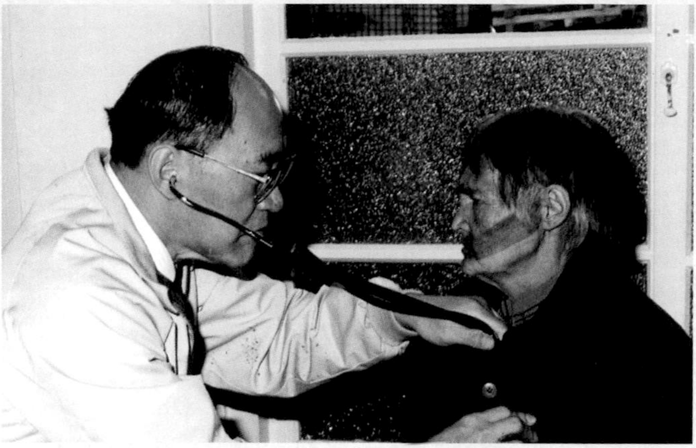

曾文賓認為，唯有具有愛心的醫師才會到花蓮服務，對於證嚴法師蓋醫院的決心充分支持，並且願意和杜詩綿院長共同幫忙證嚴法師完成這一個時代性的艱巨任務。圖為曾文賓擔任院長期間到部落義診一景。

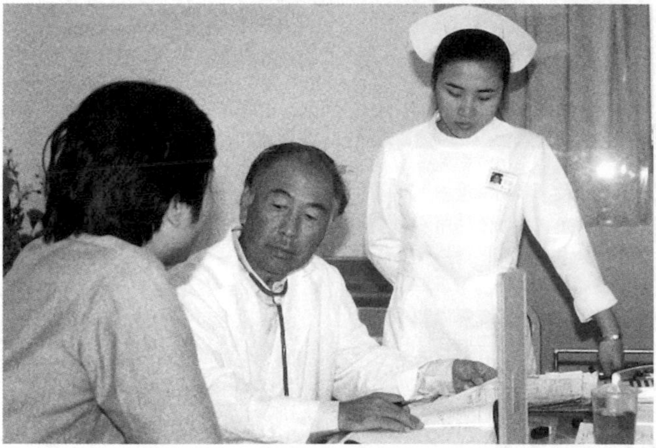

臺大醫院院長楊思標得知證嚴法師想在醫療資源匱乏的東部蓋一間像樣的醫院，他一定要幫忙，於是請身邊的兩位大將杜詩綿及曾文賓副院長共同來協助慈濟籌備建院。也因對於醫療的熱忱，他在臺大醫院院長、臺大醫學院院長結束工作之後，前來慈濟醫院擔任醫師，並擔任第一屆慈濟護專的校長。

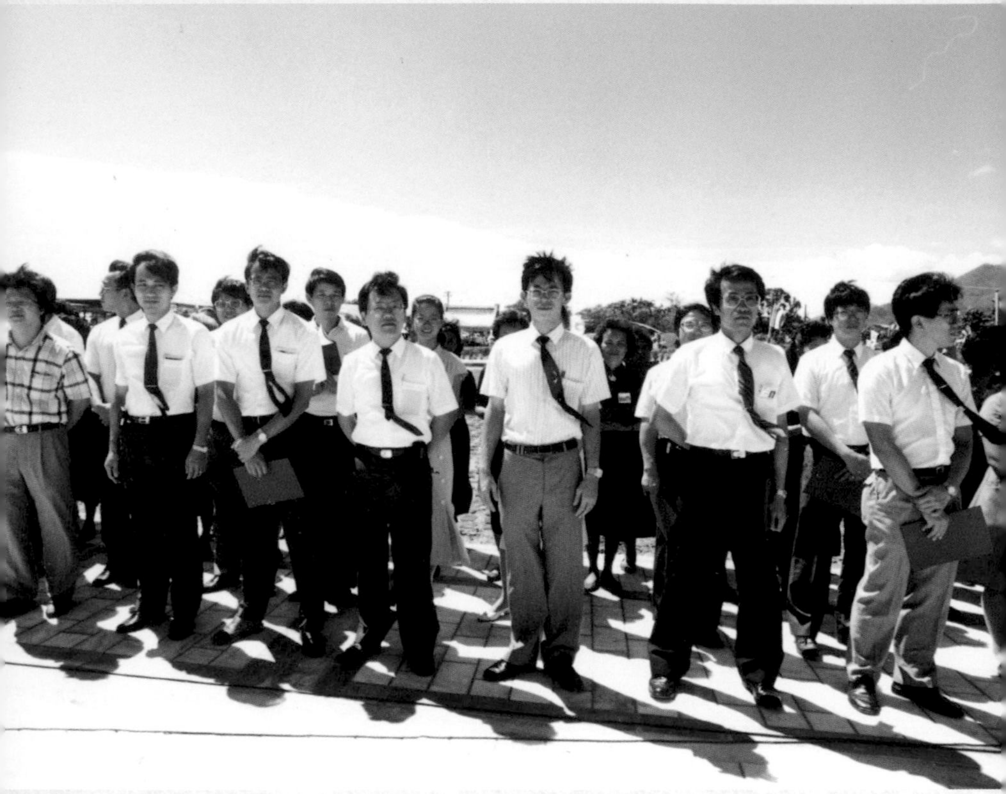

八八年八月，十多位臺大年輕醫師東遷到花蓮，成為慈濟醫院啟業第三生力軍，慈濟護專成立時，也順勢兼任學校的教職及行政主管。圖為八九年九月十七日慈濟護專（現「慈濟科技大學」）創校開學典禮。前排：陳英和、郭漢崇、蔡伯文、簡守信、廖培權、黃呂津。

攝影／洪斯文

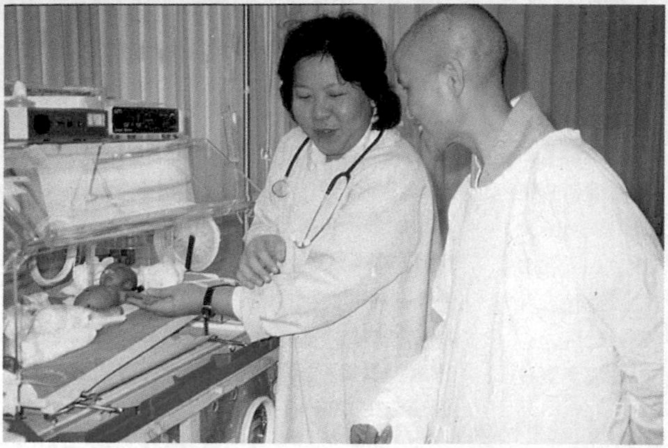

醫護暱稱「小歪妹」、不到八百克的早產兒吳佳玲，經小兒科陳瑞霞醫師與護理同仁不眠不休的照護，經過四個月、花費近四十萬元，終於養成二千七百克的健康寶寶，平安出院。成功治療早產兒的經驗，對剛啟業不久的慈濟醫院，意義重大。

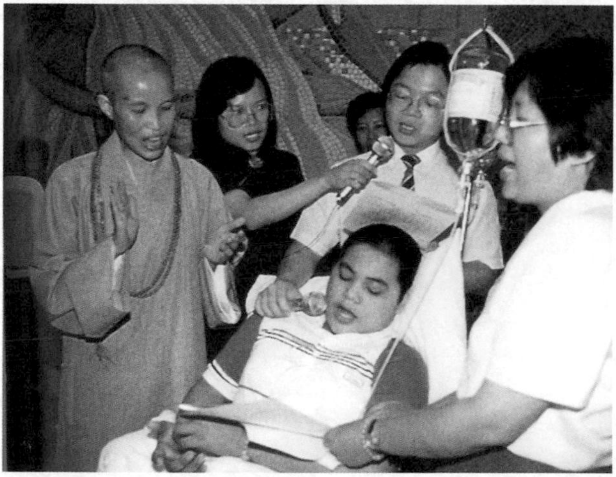

布農族少年林傳欽在慈濟醫院的搶救下存活下來，雖然失去下半身，但他堅強活出自己的人生。後為主治醫師陳英和。在復健期的林傳欽，會參與院內活動，唱歌鼓勵病友或分享自己的畫作。

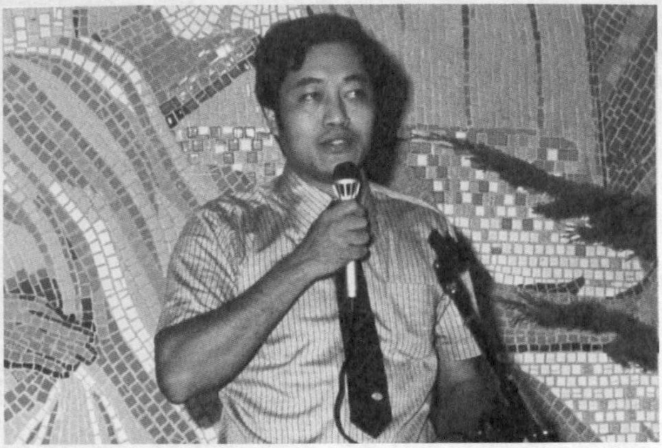

一九八六年八月二十一日，慈濟醫院啟業第五天，急診室接到一位車禍腦傷的少女，但因為剛啟業，電腦斷層檢查儀尚未裝妥，神經外科蔡瑞章醫師運用經驗成功完成開腦手術，讓慈濟醫院頓時成為一間「開腦醫院」，改寫臺灣東部醫療史。圖攝於一九八八年左右。

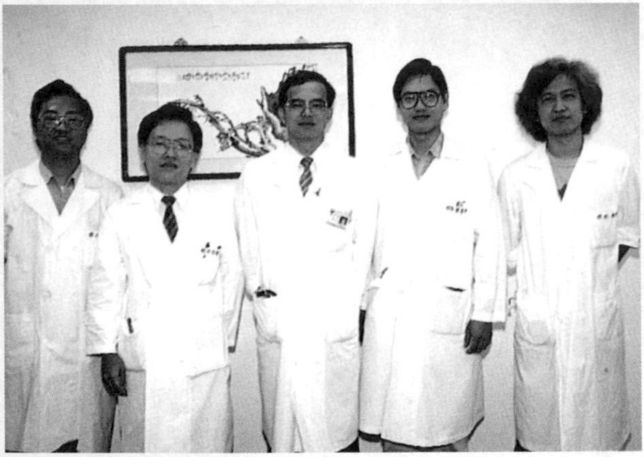

成功搶救臺大醫院廖廣義教授的生命，蔡伯文（中）醫師說：「慈濟心就像媽媽心，成員們相互關懷和團結合作的態度，讓我很感動。」左起：鄭王武、簡守信、蔡伯文、趙盛豐、趙凱。

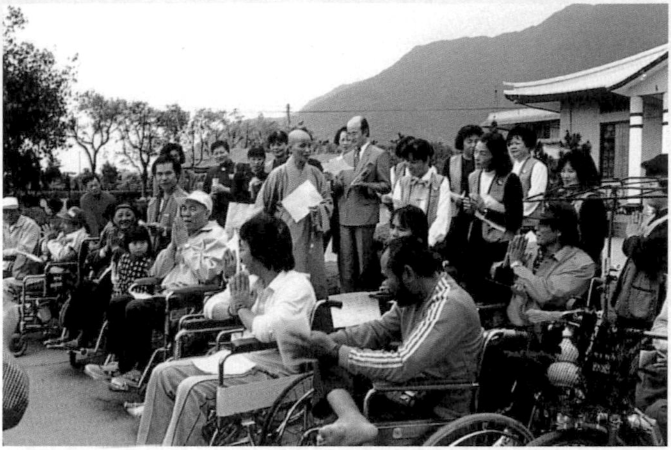

慈濟醫院從一九八九年成立脊髓損傷患者聯誼會，要當病友一輩子的靠山。郭漢崇自此不斷想辦法解決病友的排尿障礙問題。

李明哲選擇來到慈濟醫院接受住院醫師訓練，是慈濟養成的第一位外科教授。除了一般外科手術之外，李明哲把全部的精力放在器官移植手術，他不只是一位移植手術醫師，也是一位轉化生命，讓病人及家屬走出哀傷的守護者。

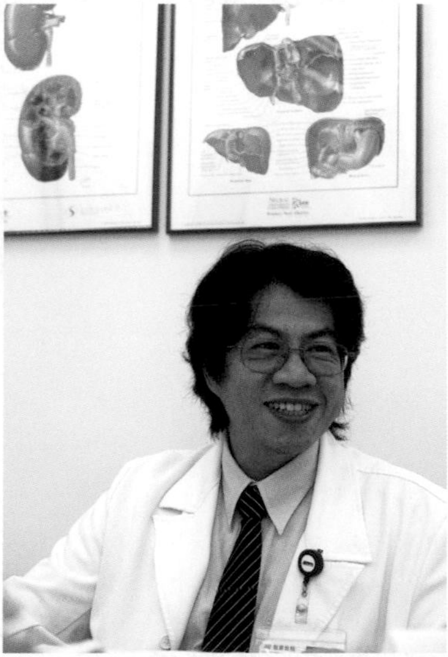

最美的，慈濟醫療人文風景

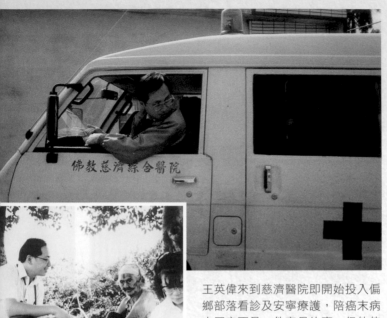

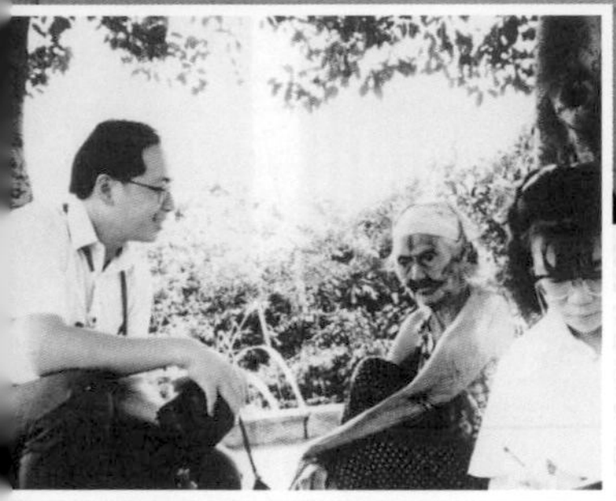

王英偉來到慈濟醫院即開始投入偏鄉部落看診及安寧療護，陪癌末病人回家不是一件容易的事，但他使命必達。

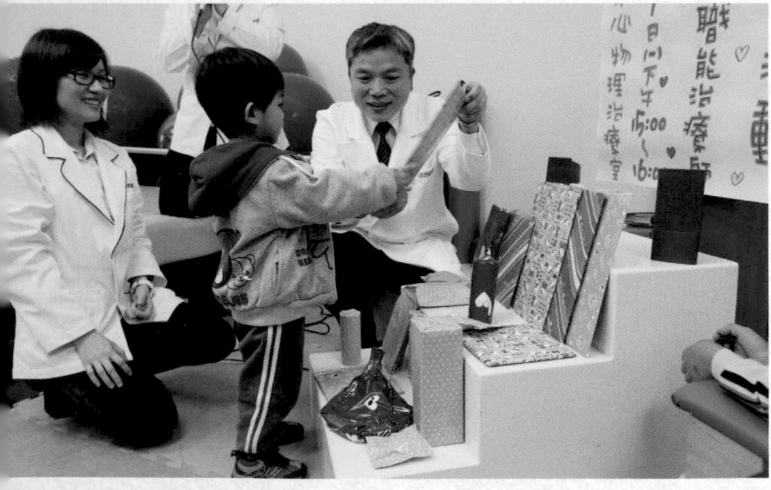

梁忠詔致力於守護慢飛天使，推動兒童早期療育不遺餘力。攝影／魏瑋廷

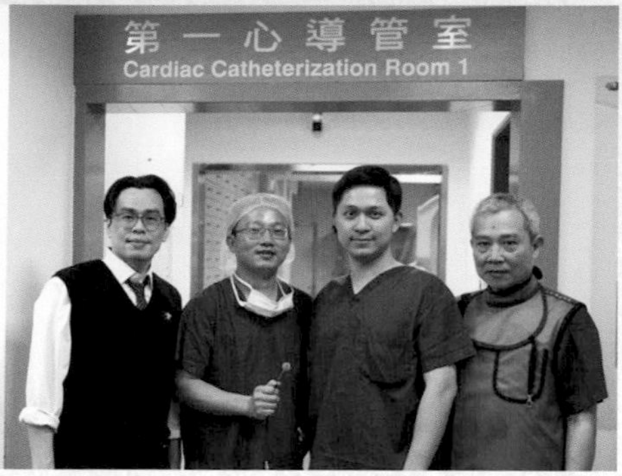

王志鴻（右一）於一九九一年到慈濟醫院時，以一人科之姿在國泰醫院老師的指導下設立了花東地區第一個心導管檢查室，現在的花蓮慈濟醫院已擁有完整的救心團隊。左一為陳郁志醫師、左二為蔡文欽醫師。

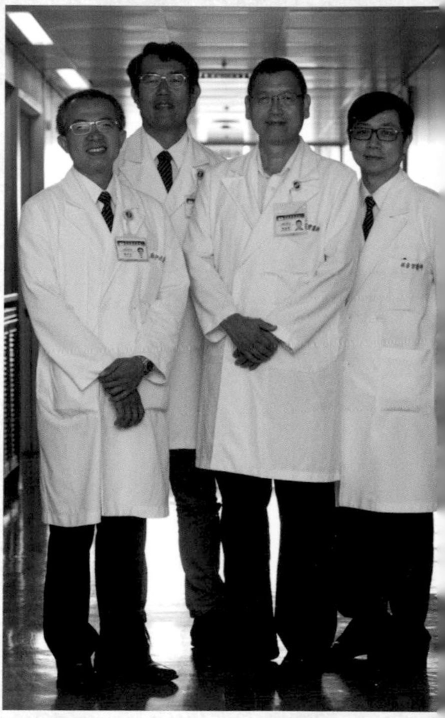

趙盛豐（右二）於一九八八年六月於臺大
成總醫師訓練，七月到花蓮報到，成為一
科的心臟外科主治醫師。一九九五年終於
了夥伴——胸腔外科張比嵩醫師（左二）
二〇〇二年慈濟大學第二屆張睿智醫
（右）加入，二〇〇六年慈濟大學第四屆
鄭伊佐醫師（左）加入。現在的花蓮慈院
臟外科團隊，是一個有情有義開心的團隊
攝影／顏霖沼

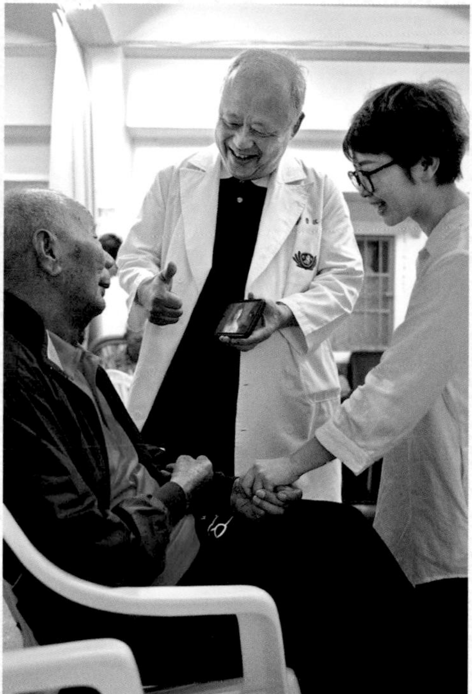

用童心照護失智病人，給家屬喘息空間的曹汶龍醫師。圖為曹醫師（中）播放老歌引起長者興趣一起合唱。攝影／黃筱哲

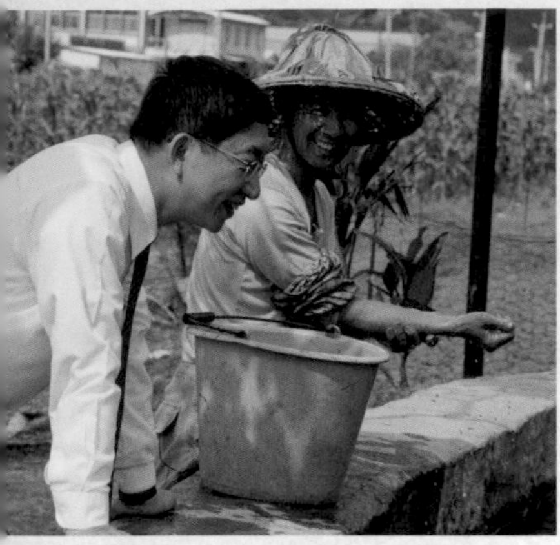

楊先生（右）緊緊把握生命，發揮到極
劉安邦醫師（左）覺得這是非常值得學
地方。攝影／李玉如

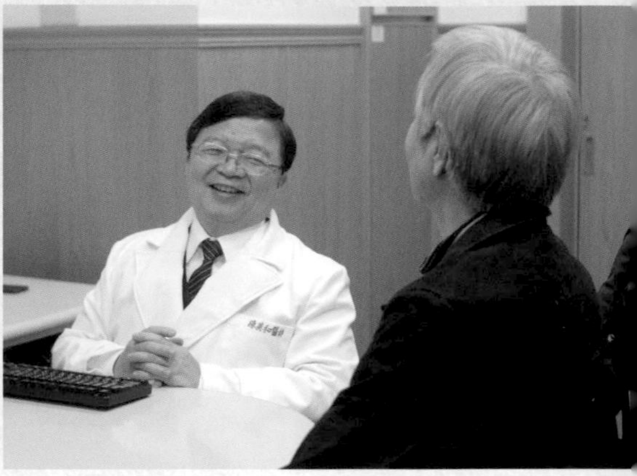

陳英和是慈濟醫院首位報到的主治醫師，直到今天，依然在醫院忙碌的幫病人做各種各樣的骨科手術。

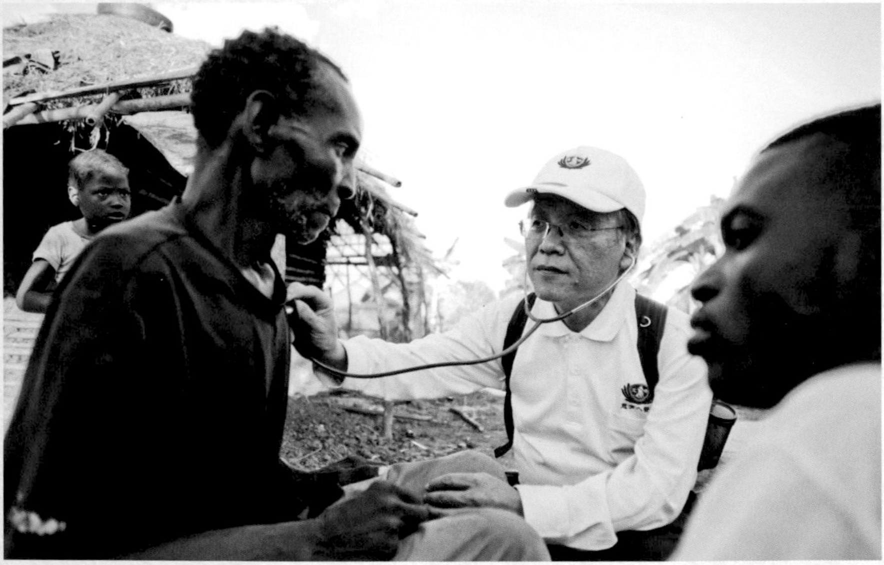

簡守信是一位非常感性的醫師，他常說：「貼近病人的感覺，會讓效果更好。當你用心、關心病人，病人自然感受得到。」圖為現任臺中慈濟醫院院長的簡守信於二〇一九年三月到莫三比克義診。攝影／蔡凱帆

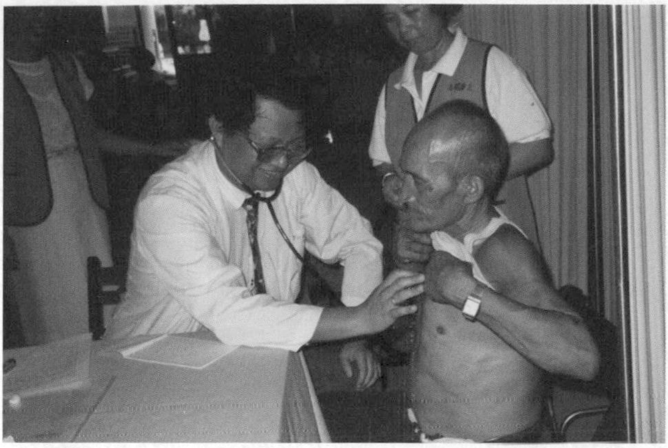

在大學時期就常加入醫療服務隊前往花蓮。李仁智從美國返臺後，正逢慈濟醫院創業初期缺乏醫師，因此他便主動申請前來服務。圖攝於一九八八年，李仁智醫師參加慈濟義診。

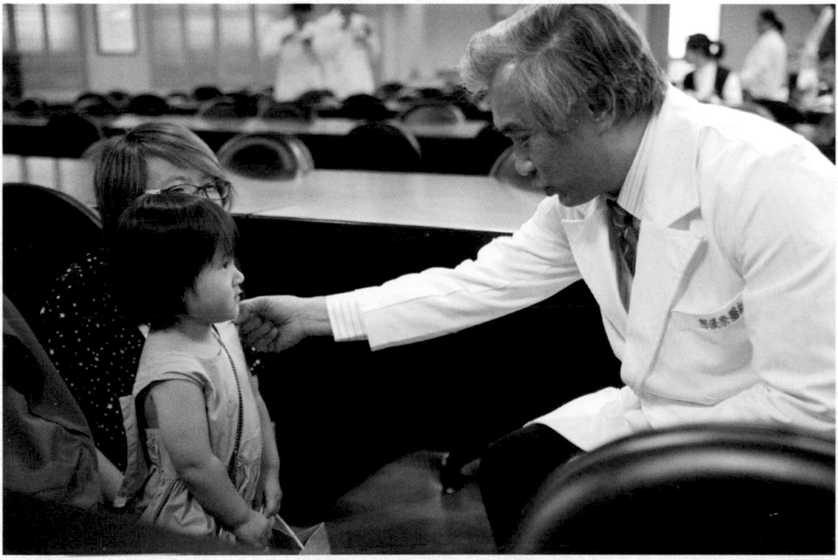

郭漢崇醫師在花蓮行醫的三十幾年裡，處處充滿了許多感人的醫生與病人的故事。郭漢崇經常跟年輕醫師以及他的學生說：「要做一個有故事的醫師。」圖為郭漢崇與小病友恩嘉互動。攝影／楊國濱

良醫們，在此學習研究開枝散葉

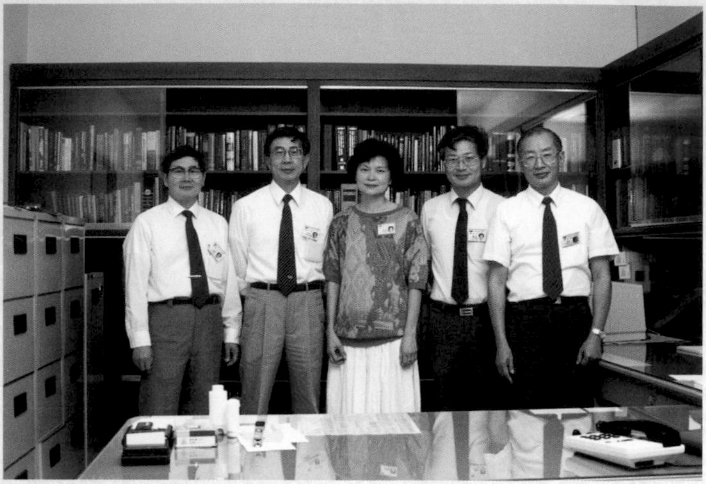

慈濟醫學院第一任院長李明亮教授（左二），左一為方菊雄教授，中左起為：齊淑英教授、賴滄海教授、陳幸一教授。攝影／黃錦益

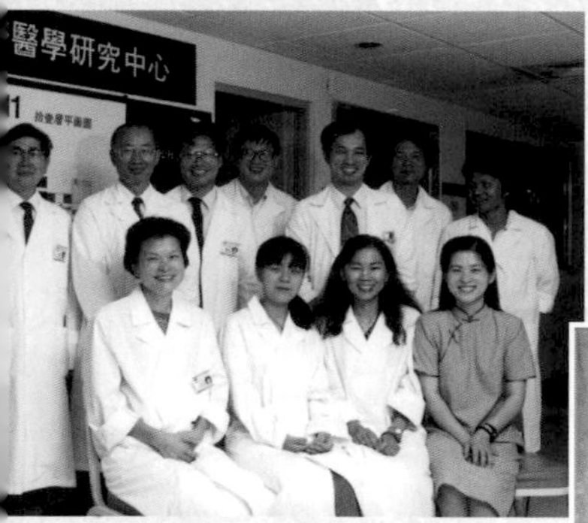

九二年一月二十六日慈濟醫學研
心落成啟用。後排左起：方菊雄教
陳幸一教授、賴滄海教授、病理科
祥醫師、醫學研究中心主任郭漢
前排左一為齊淑英教授，後排右一
理科技術員程文祥。攝影／黃錦益

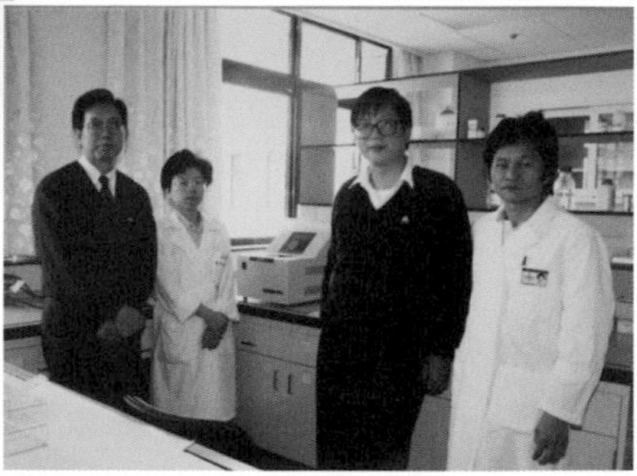

蘇益仁教授為慈濟醫學院的成立及研究發展積極協助。左起蘇教授、黃莉文醫師、病理科許永祥醫師、病理科技術員程文祥，攝於一九九二年。

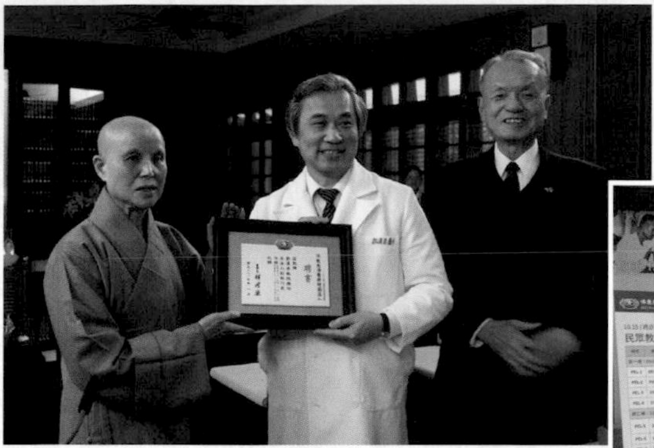

郭漢崇醫師在二〇一七年就任慈濟醫療財團法人副執行長，最重要的工作是在推動慈濟醫療志業的研究發展工作。右為林俊龍執行長。

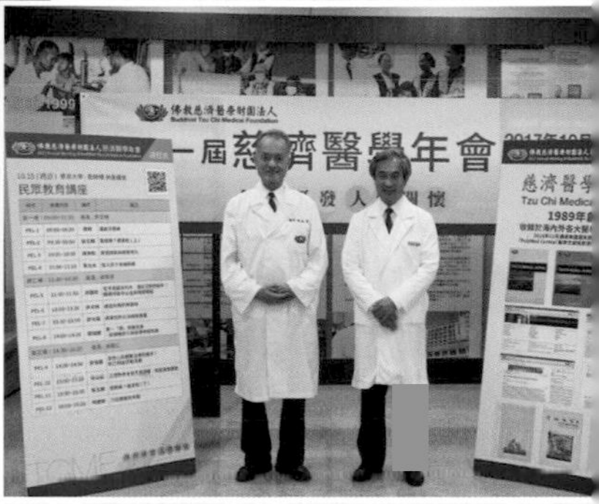

第一屆慈濟醫學年會於二〇一七年十月
及十五日於花蓮舉辦。攝影／謝自富

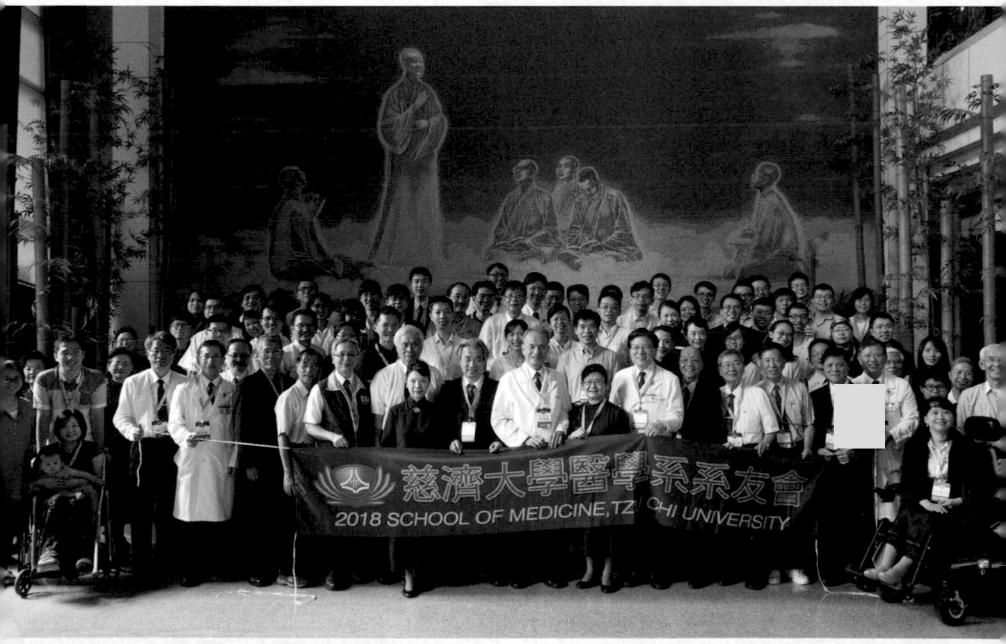

二〇一八年九月第二屆慈濟醫學年會於臺北慈濟醫院舉行，會中安排首次的慈濟大學醫學系系友會，分散全臺各地的各科醫師系友與師長們歡喜團聚。攝影／顏明輝

無語良師，最深刻的一堂生命課

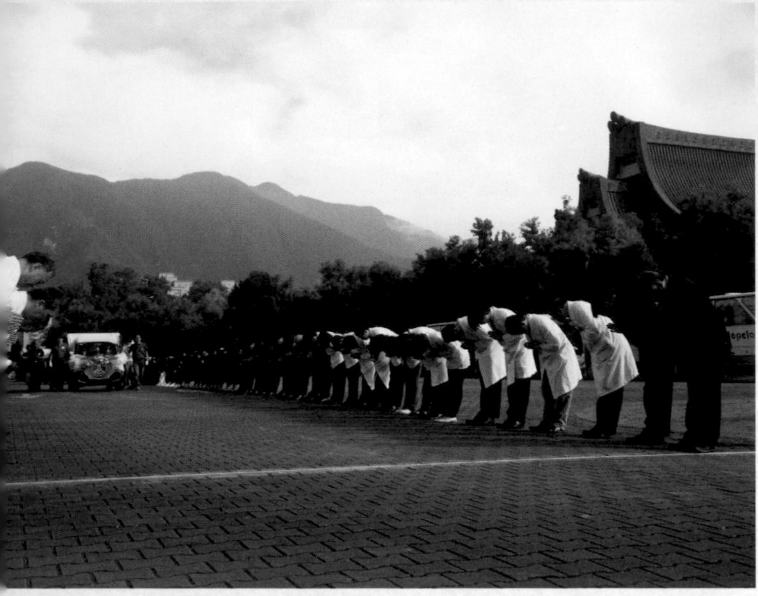

大體模擬手術的老師——無語良師，以無用的身軀為醫學生以及外科醫生提供了最好的教育。這是慈濟醫學最深刻的一堂課。

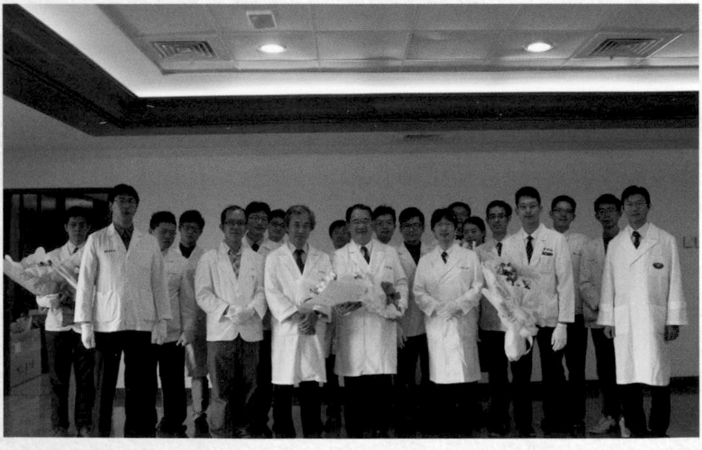

圖為二〇一五年六月十九日，模擬手術課程結束後，所有參與的學員與指導者以最莊重虔誠的心對無語良師獻上感恩。攝影／張慧敏

永遠的後盾，感恩靜思精舍的師父們

德慈法師與師父證嚴上人合影。慈師父說：「上人是個很有毅力的人，他一旦說出口，就一定要做到，不能只說不做，也不能只做到一半。」那時他就想，這條路非常難走，但是跟著師父走，就不會有問題。

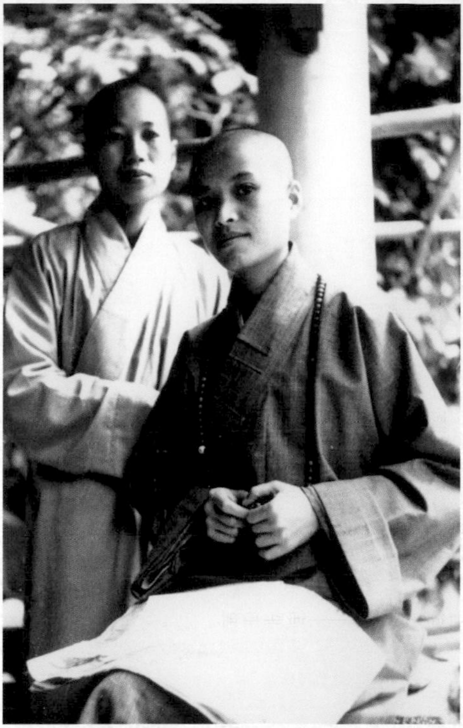

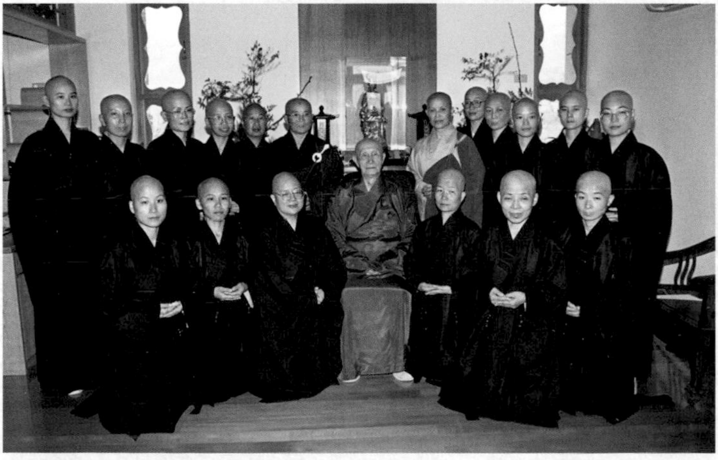

由於慈濟醫院早期行政工作人員不足，常住師父們圓頂前的兩、三年，常可見到他們在醫院的總務室、病歷室、社會服務室工作的身影。圖為靜思精舍法師與印順導師合影。

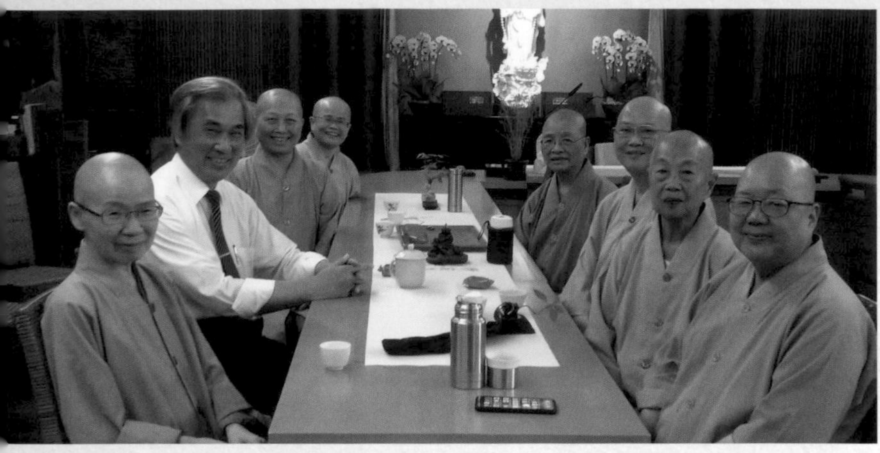

大慈無悔、大悲無怨」，靜思精舍法師們眼見慈濟醫院這三十多年來已發展成臺灣很要的醫療系統，心中無限感恩。攝影／張慧敏

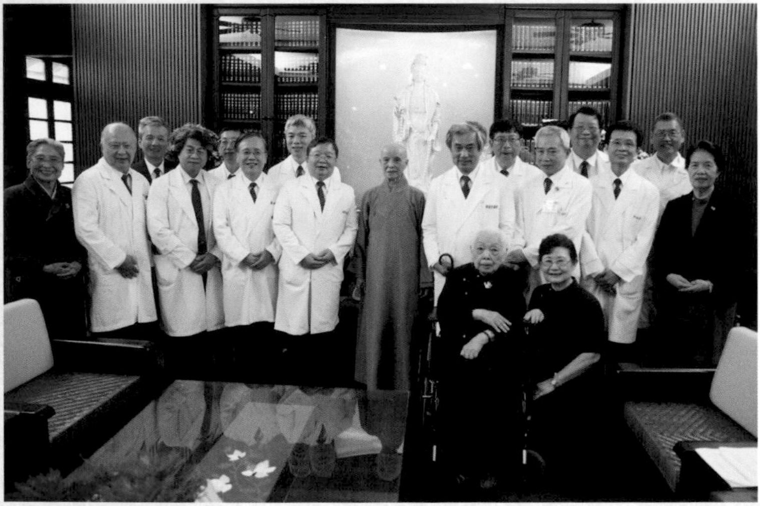

二〇一九年十一月六日，郭漢崇完成全書撰寫，邀請書中醫師回靜思精舍與證嚴法師共聚分享。前排左起：慈濟基金會林碧玉副總執行長、曹汶龍醫師、李明哲醫師、簡守信院長、陳英和院長、證嚴法師、郭漢崇副執行長、王志鴻副院長、陳培榕副院長、慈濟醫療法人溫舜華主祕；後排左起：花蓮慈院陳星助主祕、劉安邦醫師、梁忠詔醫師、許永祥醫師、李仁智醫師、趙盛豐醫師。右前兩位為曾文賓院長夫人周翠微、林俊龍執行長夫人洪琇美。攝影／楊國濱

目錄

自序

發心如初 成佛有餘

郭漢崇 慈濟醫療財團法人副執行長

我會寫這本書，緣起於二〇一九年七月十七日星期三，在慈濟醫療法人執行長辦公室同仁與證嚴上人固定會談的時間裡，上人談到「莫忘初衷」這四個字。

這些年來，證嚴上人年事已高，回想過去五十幾年來，由創建「佛教克難慈濟功德會」，以慈善為主要修行目標，做為他實踐佛教的宗旨。後來又於一九七二年起，在花蓮市仁愛街成立「慈濟功德會附設貧民施醫義診所」，與幾位花蓮開業醫師共同開始進行義診，他看到許多貧困的民眾前來就醫，深感「貧因病起、病由貧生」的道理，乃於一九七九年萌生在花蓮興建一間醫院，以實際的醫療行動來救助病人，使得東部民眾能免於病痛，並解決因貧無法就醫的問題。

縱然歷經許多挫折與辛苦，但是證嚴上人一直秉持初衷，向前邁進。慈濟興建醫院的初發心，是為了慈善，花蓮慈濟醫院終於在一九八六年八月落成啟用。這三十三年來，慈濟醫院在全臺灣已經有四大醫學中心等級醫院，以及三間地區級醫院，這些醫院都坐落在較為偏僻的地方。主要的建院宗旨，仍然是在於解決偏鄉醫療的問題，提供優質的醫療水準，以達到慈善醫療的遠大目標。

證嚴上人對於醫療人文十分重視。他原本是一個醫療的門外漢，談到醫療的問題，總會謙虛的說：「這些我都不懂，你們比較專業，好好的去思考怎麼做。但我只有一個要求，就是希望我們的醫院裡面充滿愛心，每一位醫護人員都應該以愛為出發點，去幫助病人。我們的醫院不是以營利為目的，但是一定要比其他醫院更充滿溫情和愛心。」

基於這樣的理念，在花蓮慈濟醫院啟用時，證嚴上人便首創住院不收保證金，開臺灣醫院的先河。此舉也促成未來各大醫院紛紛跟進，使得窮苦人家急診住院，不用再擔心沒有錢付保證金而無法就醫，也不會再重蹈覆轍許多年前，證嚴上人看到地上一攤血，才知道那是一位原住民婦女因為難產被送到一家診所，卻因為無力繳交保證金又被抬回去的那種悲慘景象。

這三十幾年來，慈濟醫院發展迅速，從原來的只有四科主任和幾位主治醫師，拓展到四大院區每家都有一千床的規模，各院內的主治醫師高達兩、三百人，各種臨床科也都齊備。

醫院的設備先進，而且每家醫院都有充分的研究儀器及人才，提供臨床及基礎的研究。雖然如此，慈濟醫院每年仍然有一些醫師離職，證嚴上人對於這種醫師不穩定的現象其實相當憂心。他曾經以「發心如初、成佛有餘」來勉勵我們，希望每一位來慈濟的醫師，都能夠以眾生為念，安心的在醫院裡面工作，讓慈濟醫院不要擔心醫師不足，而影響了醫療的品質。然而，證嚴上人對於醫療人文依然念念不忘，他提出「莫忘初衷」，就是希望慈濟醫院所有的醫護人員，都能了解過去慈濟醫院建院的宗旨和辛苦，也希望早期花蓮慈濟醫院啟用前後那段時間，優良的醫療傳統和人文，能夠真實的流傳下來——那是一種全部「以病人為中心」的醫療理念，也是一段來自臺北以及其他醫院的年輕醫師，捲起袖子，齊心為這家位於偏遠地區的慈濟醫院共同打拚的歷史。

這段醫療歷史是慈濟醫院最光輝的時候，因為在這樣偏遠的花蓮，能夠開創一個具有愛心與專業的醫院，是何等的不容易！而在早期來的醫師群中，不乏一些能力非常好的年輕醫師，經由他們的努力與汗水，打造了慈濟醫院的招牌，也讓東部地區的民眾對這間醫院建立信心。

因此，證嚴上人希望我能夠整理過去三十幾年來，尤其是最早期的一些醫療典故。經由那些故事、那些醫師，以及醫院最具有醫療人文的故事，勾勒出慈濟醫療人文的精神。經由這些文字的記憶，也可以讓大家永遠記得慈濟醫院應該是一家什麼樣的醫院。過去如此，現在如此，未來也將是一樣，秉持建院初衷，永遠為苦難眾生而努力。

我在一九八六年慈濟建院啟用那一年，就來到醫院。剛開始是每週門診，後來因為病人漸多，乃在證嚴上人的邀約下，於一九八八年率同臺大醫院十幾位年輕的主治醫師一起來到花蓮，共同為這個醫院打下基礎。

隨後，我看著醫院的成長與人事的變遷。因為護理人員缺乏，證嚴上人深感有培育護理人才的必要，因此在一九八九年創立慈濟護理專科學校（現「慈濟科技大學」）。更因為等待良醫不易，又萌生開創醫學院，自己培養良醫的想法。這在當時，簡直是天方夜譚，但是證嚴上人堅信「願有多大、力就有多大」。慈濟醫學院終於在一九九四年開始招收第一屆醫學系學生。至今二十五年，已經幫慈濟醫院以及臺灣社會培養了一千位以上的優質醫師。

慈濟創辦教育的最終目的，其實就是為了醫療，而這些自醫學院畢業的學生們，至今也都秉持慈濟建校的精神，發揮愛心，在臺灣各大醫院以及基層診所，繼續實踐慈濟的醫療精神。

我從一九八八年到花蓮慈濟醫院任職，至今已經三十二個年頭。從一個年輕的泌尿科主治醫師，經過自我訓練，慢慢進行各種臨床及基礎醫學的研究，也已經成為泌尿學教授，擔任過臺灣泌尿科醫學會理事長與臺灣尿失禁防治協會理事長等職，也因為在排尿障礙方面的臨床研究成果傑出，曾經應邀到美國泌尿科醫學會、歐洲泌尿科醫學會、亞洲泌尿科醫學會，以及國際尿控學會擔任專題演講以及舉辦各種工作坊。這些努力的成果，都是我來到花蓮後才得到的。

三十二年來，我見證了醫院裡面的風風雨雨、人來人往。醫院裡面許多感人的醫病關係的故事，經常都在我的腦海浮現。有些醫師在醫院努力的工作，有些醫師則非常認真的進行社區醫療，還有些醫師熱心的參與慈濟各項國際賑災活動……這些都突顯了慈濟建院的理念，已經在這家醫院裡面逐漸實現。

在這家佛教醫院工作，我們並沒有被要求一定要信奉佛教，但是，經由靜思精舍常住師父們平常生活簡樸，對病人及法親的關懷，以及對社會救助熱情的付出，我們也逐漸受到感動。因此，在慈濟醫院的醫師們的心地都特別善良，凡事常常會為別人著想，有時候病人付不出錢來，也會主動的請求社會服務室給予補助或是減免。

慈濟醫院的醫師，沒有都會區醫師的那種利益掛帥的氣質，每個醫師的臉上總是掛著笑容，以最誠懇溫和的態度對待病人。我想，「相由心生」，在這家佛教醫院裡面工作久了，不知不覺中，自己已經慢慢感染了慈濟一切為眾生的那種情懷，雖然自己不知道，但是教化於無形之中，這就是慈濟醫療人文的重要特色。

在這本書裡，我們由慈濟建院前的艱辛歷史，講述到建院的三大功臣：杜詩綿院長、曾文賓院長、以及楊思標校長，還有最早來自於臺大醫院十幾位優秀的年輕醫師，經由他們共同的努力，創造了很多臺灣的奇蹟。

沒有這家醫院、沒有這些醫師，有些病人的生命是無法被搶救回來的。隨著醫院的成長，院內的研究風氣逐漸形成，以人為本的研究也漸漸展開。在慈濟醫療法人學術發展室的努力下，目前在慈濟各院區，不只進行各種研究計畫，也出版了「慈濟醫學叢書」，發行《慈濟醫學雜誌》，提供年輕醫師寫作的園地，以及學生醫學教育的教材。

當然，有些醫師可能選擇不一樣的人生規劃而離去，但是，從一開始就留下來的醫師們，仍然一本初衷，為人文的醫療而努力著。正如證嚴上人勉勵大家的話「守志奉道、其道甚大」，這些在在都彰顯出慈濟醫院獨特的醫療風格與人文特色。

整體來講，我覺得在我們醫院裡，一方面從事醫療工作，一方面也在學習人生的課題，見證上人的身教比言教更重要。因為我們很多醫生來到花蓮，看到上人和常住師父們身體力行實踐佛教的精神，雖然其中很多人並不是佛教徒，但我們覺得一個人就是最起碼要做到去關懷別人，看到有人跌倒就把他扶起來，幫他包紮、把他照顧好。

當醫護人員的我們，尤其經過這麼多訓練及教育，內心的憐憫之心，其實都會被激發出來。在這家醫院裡，尤其容易被啟發出所謂的「不忍之心」，不忍心看到病人苦難、病痛，這不就是上人一開始希望大家發揮出來的人性光輝面？是上人的慈悲心，激發了我們行善的決心，我們才會一起到花蓮來，而且一直留到現在。將來，我們希望能繼續在這邊，活多久就做多久，一直做下去。

我寫這本書，並不代表文中所談及的這些醫生如何了不起，但希望透過這些典故，讓年輕醫師閱讀後有所感動，能夠身體力行，成為下一個故事的主角，造福更多的病人、更多世間的眾生。

上人指定我來寫這本書，我想上人應該是有他的用意，我也不曉得能不能做得很好，但是我盡力而為，把我最深的感觸寫出來。

我希望這本書的出版，除了讓更多年輕醫師了解慈濟醫院創建的歷史和它的人文。經由一些典範醫師的故事，讓年輕的學生知道如何成為一位優質的醫師，如何做一個有故事的醫師，那才真的是一個值得驕傲，具有慈濟人文的醫師。

是為序！

郭漢崇謹誌於花蓮
二〇一九年九月十六日

第一部

人醫，東部病人的守護者

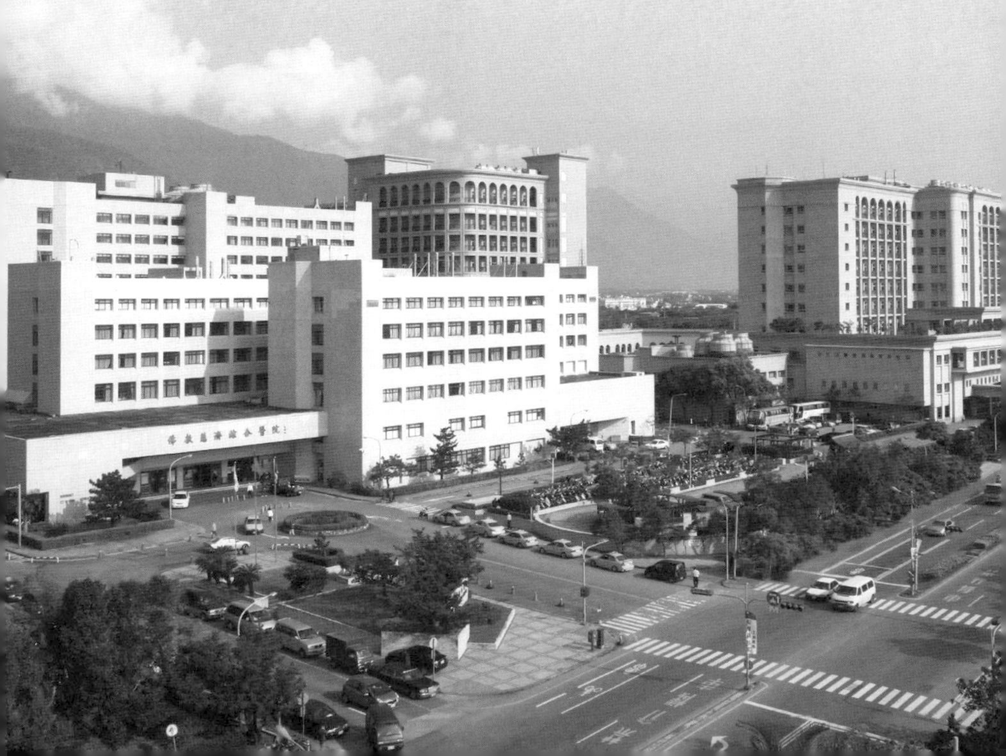

第一章
創業伊始 百業待興

實在要很珍惜，珍惜我們這一群人。醫院啟業至今已經三十三年，你們要想到，這間醫院是由「五角銀」開始的，想像從五毛錢開始想籌建醫院，這一群人是怎麼走過來的？

——釋證嚴

一九八六年九月一個夏日的清晨，我們搭著六點三十分由臺北發車的自強號列車，緩緩駛入花蓮新站的月臺。幾位剛從沙烏地阿拉伯「中沙醫療團」結束任務的臺大年輕醫師，因為花蓮這家新蓋的慈濟醫院與臺大醫院建教合作需要支援，奉派每週到這裡門診。

當我們走下月臺、走出車站，看到背後高聳的中央山脈，萬里晴空，清亮無雲，不禁讓我深深吸了一口氣，心想，真是個好地方。

從臺北到花蓮

這是我第二次到花蓮。第一次是大一的暑假，參加中橫健行結束到花蓮舊站，搭乘當年省公路局的「金馬號」回到臺北。當時對花蓮沒有留下太深刻的印象，只知道當地原住民很多，中橫完成興建之後，有許多退伍榮民留在這裡，加上早年遷徙到這裡討生活的客家人，和一些在臺灣西南部因為生活不易而移居到東臺灣來的閩南人。

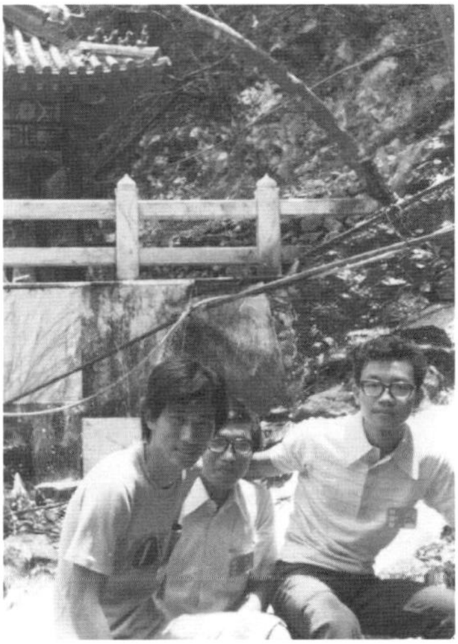

郭漢崇（左）第一次到花蓮是大一的暑假，參加中橫健行結束到花蓮舊站。中為現臺大醫院婦產科陳祈安醫師、右為婦產科盧金成醫師。

原住民、榮民、閩南人、客家人這四大族群共同在這個地方開墾，但是因為土地貧瘠，工商業發展有限，所以普遍生活並不寬裕。這裡的醫療尤其缺乏，不論病人要到臺北或高雄就診，都得經過很長的海岸公路才能到達。有時稍一耽擱，有些腦中風或是腹腔出血的病人，可能就沒辦法救活。

二〇〇三年，鐵路電氣化完成從臺北到花蓮通車，花蓮新站就此改到現址，原來經由海邊到臺東的舊站，則從此廢棄。因為鐵路電氣化的關係，從臺北到花蓮通車的時間大幅縮短，大大方便了花蓮的交通經濟的發展。不過，當地醫療仍然是個大問題。因此，證嚴法師在多年前，發願在花蓮蓋醫院，終於在一九八六年八月落成。

八月十七日，花蓮慈濟醫院啟用。雖然有了寬敞的醫院空間以及先進的設備，但是醫師的來源仍然是個問題。慈濟醫院開始透過一些對於宗教有熱忱的醫界前輩來幫忙，與臺大醫院簽訂建教合作，由臺大醫院派遣主

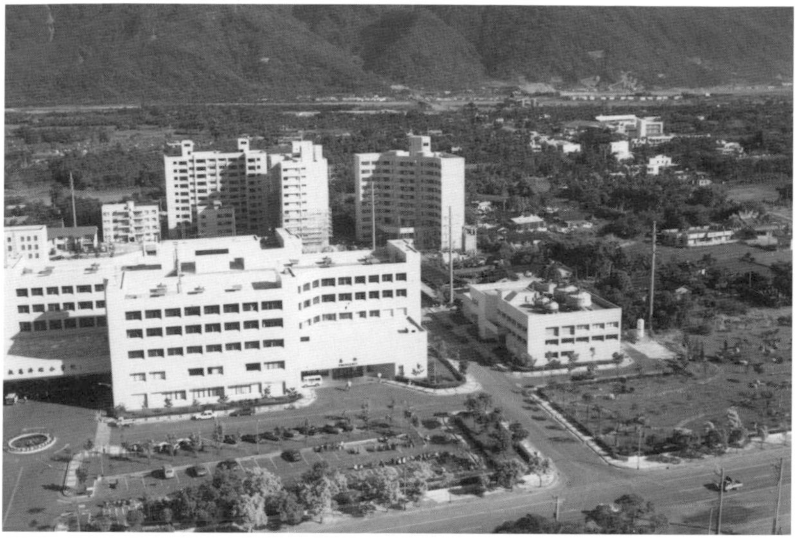
偏遠東部的慈濟醫院，至今也已經屹立三十三年。

治醫師以及住院醫師前來照顧病人，並且訓練花蓮慈濟醫院的住院醫師。我們就是因為這樣的因緣，才來到花蓮。

踏上花蓮的土地，感覺無比的清新，有別於在臺北汙濁的空氣和嘈雜的捷運工程施工聲（臺北捷運自一九八八年開始動工）。我們幾位醫師互相看了一眼，心想「這真是個好地方」。在這一轉念之間，我們竟然不知，往後的三十幾年，我們將在這塊土地上一起努力，一起幫助這個醫院打造東臺灣的奇蹟。

同車同路同行同願

當時一起搭上這班列車的醫師們有——一般外科蔡伯文、心臟外科趙盛豐、整形外科簡守信、神經科張佐文、小兒科林美慧、放射線科鄧子雲、泌尿科郭漢崇及張世忠、胸腔內科李仁智、耳鼻喉科廖培權等人。

交通車載我們到達慈濟醫院時，陳英和與張耀仁兩位醫師已經在醫院大門口迎接我們。

陳英和，是低我一屆的骨科醫師，因為沒有參與中沙醫療團，必須要決定留在臺大醫院或到別家醫院。當他知道花蓮慈濟醫院需要醫師，也了解東部醫療資源的缺乏，便對當時的外科主任陳楷模教授說：「我想去花蓮慈濟。」因為這樣的因緣，讓他成為第一位長住在慈濟醫院的主治醫師，也是慈濟醫院永遠的樑柱。

張耀仁是我大學的同窗，學生時代一起住在臺大宿舍六年，兩個人感情很好。他也沒有去沙烏地阿拉伯，也被陳楷模教授派到花蓮支援兩年。

因為張耀仁是外科主任，有一些泌尿科的病人需要手術沒辦法處理，因此一聽到我已經回到臺灣，就忙不迭地打電話叫我前來支援。

慈濟醫院剛開始只有開第一期兩百五十床。因為醫師不多，只設內、外、婦、兒四大科，其他的內科系和外科系的臨床科，就依附在內科與外科下面，一起照顧病人。

醫院的一期工程只有五層樓；一樓為大廳掛號處，畫家顏水龍為慈濟製作了一幅巨大的「佛陀問病圖」鑲嵌壁畫，此外，還有放射線科、急診和門診；二樓則為檢驗科、開刀房、醫院行政辦公室、會議室，以及內外科加護病房；三樓是婦產科、小兒科，以及泌尿科、眼科共用；五樓是外科系病房，有一般外科、心臟外科、神經外科共同使用；六樓則為內科系病房，共分心臟內科、胸腔內科、血液腫瘤科、以及腎臟內科等等。

醫院剛開始的時候，大家並不看好這兩百五十床病人會住得滿。但後來證明，不只第一期，不到二十年間，醫院居然擴增到一千床還不夠用，而這又是後話。

花蓮慈濟「黏」住了我們

慈濟醫院一開始只有內、外、婦、兒四大科主任，內科為劉禎輝醫師、外科為張耀仁醫師、婦產科為楊朝融醫師、小兒科為洪茂榕醫師，其他科的醫師大多是臺大醫院派來支援。

一家醫院剛開始營運的階段，外科是最重要的科別，因為能夠立即解決病人的外傷重症，從鬼門關前救回病人，有立竿見影的效果。所以開院的時候，幾個重要的外科手術，例如腦神經外科蔡瑞章醫師的顱內出血手術、胸腔外科的槍傷手術，以及泌尿科的腎臟破裂手術，救回了一個個命危的病人，也奠定了慈濟醫院在臺灣東部守護者的角色。還有搶救林傳欽的故事，更是另外一個傳奇。

我們這些來自臺大醫院的年輕醫師們，經常一起搭車來花蓮，也一起搭車回臺北。看完門診，手術完後，有時間便一起坐在醫師辦公室聊天，慢慢的了解到慈濟醫院的建院宗旨。證嚴法師有時候也會來到醫師休息室，跟我們閒聊家常，鼓勵我們留在花蓮，為這家醫院守護生命、守護愛。

其實，我們剛開始都沒有打算在這邊久住，但是總覺得在臺大醫院，因為還年輕也沒有太多病人，所以有空檔可以每星期到花蓮看病開刀，不要讓年輕的生命空耗。

當花蓮慈濟的病人逐漸增加，手術數量和種類也逐漸增加，良好的醫病關係逐漸建立起來後，我們發現，在花蓮行醫能得到在臺北所沒有的醫病關係。在這裡，我們對於病人的照顧，換來病人的感恩回饋，還有對我們這些年輕醫師的信任感，都會讓我們感動不已。

隨著在慈濟醫院支援的時間增加，我們逐漸了解到，或許這個地方就是未來發展志業最好的選擇。再加上花蓮這個地方確實非常需要各科醫師，於是那一分留在花蓮的決心，也就逐漸在每一個來慈濟的年輕醫師的心中扎根。

起初，每一位年輕醫師並不知道彼此心裡在想些什麼？每星期一起來花蓮，一起回去，偶爾吃飯聊聊天，談談在醫院裡面的八卦，想像一下未來在臺大醫院的憧憬。但是，大家言語之間也逐漸流露出為慈濟醫院努力的決心，以及對於花蓮這塊土地的愛戀之情。就這樣，十幾位年輕的醫師逐漸形成一個生命共同體。或許，我們這些年輕醫師真的可以一起在這塊土地上，為這家佛教醫院貢獻一己之力，也奠定了一九八八臺大醫師集體出走，前往花蓮慈濟醫院服務的重要里程碑。

從無到有的創院艱辛

看到今天巍然高聳的慈濟醫院三棟大樓，很難想像在三十四年前證嚴法師的創院艱辛。從克難慈濟功德會一九六六年最開始到十年過後，因慈

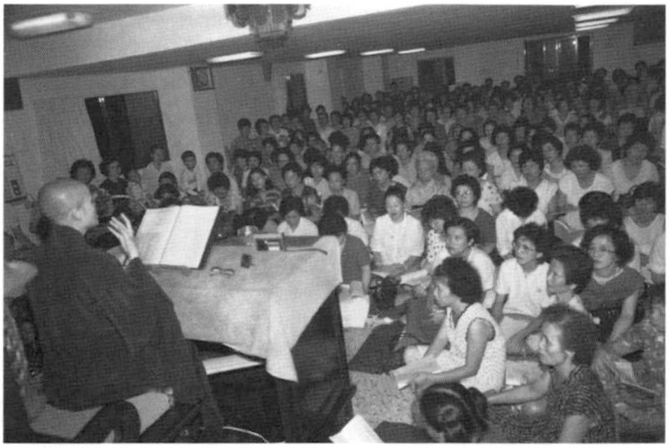

證嚴法師時常為人講經，因而結識臺大醫院副院長夫人，開啟與臺大多位教授的合作因緣。

善工作接觸到貧病，證嚴法師一直覺得「要蓋醫院」。當時最早認識的是曾文賓院長，曾院長這一分情，至今讓證嚴法師感恩。

認識曾院長的因緣，是來自於他的太太周翠微。那時候，慈濟在臺北沒有固定的聚會地點，證嚴法師如果去臺北，不是到這位太太的家、就是在那位太太的家，她們也會約一些朋友來聽證嚴法師講話。證嚴法師會跟大家談他的理想，說到要蓋醫院。這些太太一聽到要蓋醫院，就向證嚴法師介紹周翠微，說：「師父，這位是曾太太，她先生是臺大醫院副院長。」證嚴法師就因此拜訪了曾院長的家，了解他們夫妻都很有愛心，那

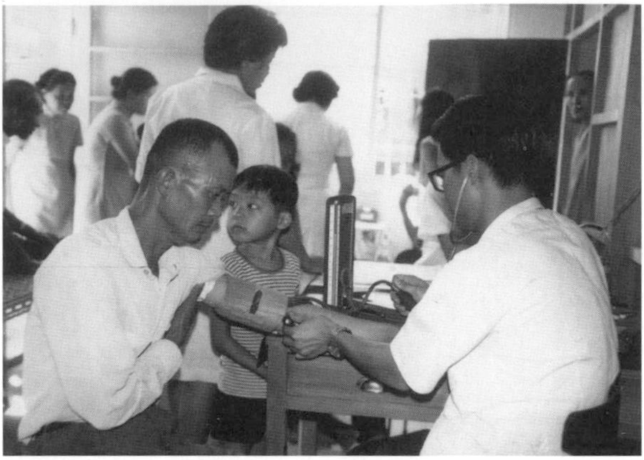

慈濟醫院的前身是「慈濟功德會附設貧民施醫義診所」，在一九七二年九月十日成立。

時是一九八〇年。其後，曾文賓院長便常跟著證嚴法師到玉里、光復、臺東等地，參與慈濟的義診。

慈濟醫院的前身是「慈濟功德會附設貧民施醫義診所」，在一九七二年九月十日成立。「大師兄」德慈法師的母親在花蓮市仁愛街有一間房子，就給證嚴法師當義診所，拜託花蓮市的幾個開業醫師，包括張澄溫醫師、鄒永宏醫師等人，免費為貧苦的病人義診。

證嚴法師早年離家前來花蓮修行，並沒有太多的經濟資源，因為感受到貧病本一家，病人常常因為貧困而使得病況加重、甚至不治，因此要解決窮苦人家的病痛，必須要從醫療下手，才能進而改善生活。

證嚴法師用這樣子的理念，配合佛法，感動了許多菜籃族家庭主婦跟隨他，包括「五毛錢也能救人」的竹筒歲月，六位弟子每天多縫一雙嬰兒鞋來攢錢等方法，慢慢的累積，雖然資源不豐，但也足夠購買一些便宜的藥物來進行義診。但義診只能看看感冒、高血壓，真正遇到需要住院治療的貧苦病人，手頭的積蓄仍然不足以用來治療重症病人。證嚴法師遂下定決心，要在花蓮興建一家醫院。

八千萬元與兩億美金的距離

算一算，四十年前，證嚴法師才四十二歲，那時他為了要籌建醫院，想找臺灣最大的臺大醫院幫忙。但試想，臺大醫院是國家級的教學醫院，裡面的教授們怎麼會理睬一位四十幾歲，還誇口說要在偏遠花蓮興建醫院的比丘尼。

大部分的醫師聽到要在花蓮建醫院的計畫都嗤之以鼻，視為不可能的任務，但是仍有少數醫師給予關懷的溫暖。尤其是時任國泰醫院院長陳炯明教授、臺大醫院內科連文彬教授、外科陳楷模教授、骨科劉堂桂教授，以及臺大醫學院的楊思標教授等等，因為家人篤信佛法，對於證嚴法師的義舉更加支持。

然而，從無到有興建一所醫院需要多少的經費？多少的精力？也需要這些支持的教授們能夠找出時間來開會討論。那時的林碧玉小姐（後任副總執行長），為了要與臺大醫院的教授們找時間討論協調，經常在臺大醫院內苦等三、四個小時。有時等到這些醫師們有空，或是他們已經開完冗長的會議之後，才能見面一小段時間，聽她說明醫院的未來籌備計畫及可能的前景。

這當中花了多少的時間與等候，更吃了不少苦頭。林副總說，她常常在吃過閉門羹後，灰心的走過臺北車站前的天橋（現已拆除），再去搭火車回花蓮。每當她看到橋下往來的車輛，心裡有時不免想著，興建醫院那麼困難，不如跳下去被車撞死還來得簡單。但是這種念頭往往只是一閃即過，再想到證嚴法師的使命，她總是重新整裝出發，帶著精神，繼續每天

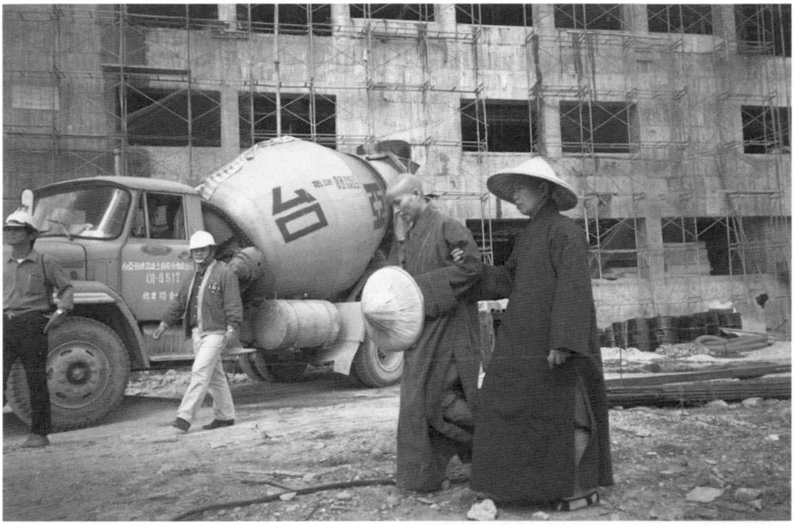

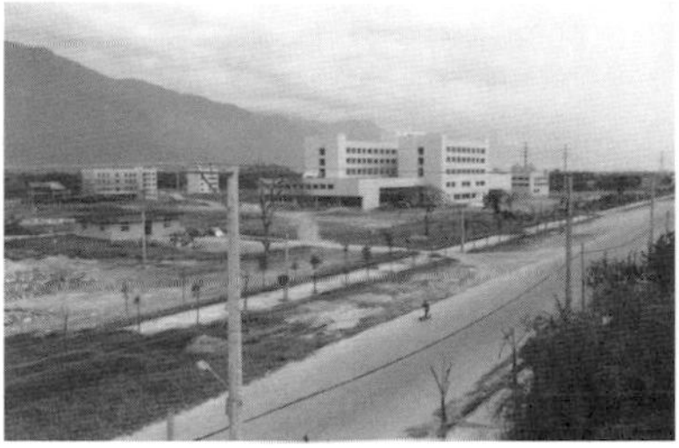

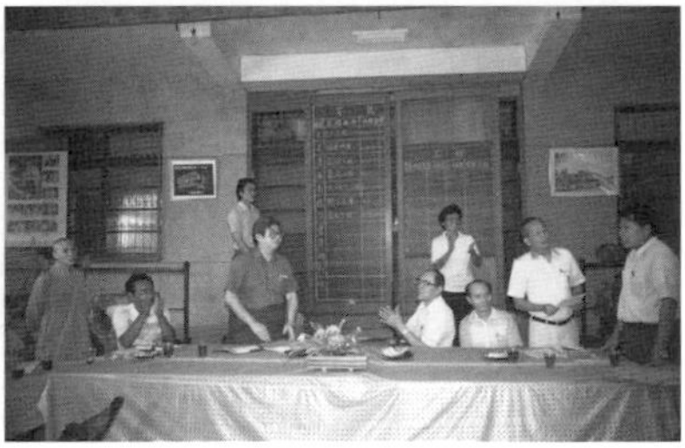

一九八五年十一月，醫院建築外觀已呈現出來，證嚴法師赴工地巡視。當時每半個月付一次工程款，而募款進行緩慢，壓在法師肩頭的負荷著實沉重。第一期慈院整體工程，包括動力中心、醫師宿舍及所有儀器，只花費五億七千多萬元，比預計的八億元經費還要節省。這是因為所有廠商都本著誠意與良心為慈濟付出，沒有抱著賺錢的心理。

前往臺大醫院與教授們商量，如何才能讓慈濟醫院開始。

蓋一家醫院，除了人才，也需要經費。那時慈濟功德會募到的款項也不夠，據證嚴法師說，醫院開始興建時，所得的款項只有八千萬元，還有很大的一塊缺口沒辦法補齊。當時有位日本富商知道慈濟要在花蓮蓋醫院，便請人傳話給證嚴法師，說他願意捐兩億美元（約當時新臺幣八十億元）給慈濟。可是證嚴法師依然秉持著，這家醫院是為了眾生而蓋，所以資金也必須來自於社會大眾，他希望是由小額捐款點滴累積而成，不想受制於富商的大額捐款，將來掌控醫院的營運精神。證嚴法師在花蓮蓋醫院的風聲逐漸在社會上傳開，也開始有一些捐款與企業界相繼投入，蓋醫院的資金挹注終於到位。

臺大大教授與年輕派遣醫

一九八六年八月十七日，佛教慈濟綜合醫院正式落成啟用。那時臺大醫院院長林國信教授派遣了臺大年輕的主治醫師、住院醫師前來支援，協助照顧病人，使得醫院可以開始營運。還有楊思標教授，在醫院啟用後，始終是慈濟最強的支柱。他剛從臺大醫學院退休，是醫界響叮噹的人物，願意投身於慈濟的門診，每週往返臺北花蓮奔波。

另外，臺大外科陳楷模教授對慈濟的支持，也是不遺餘力，除了派遣外科主治醫師張耀仁前來擔任主任外，並且要求所有外科部的次專科，都要有人定期支援門診、開刀，以及照顧病人。臺大骨科劉堂桂主任對於慈濟的護持更是不落人後，陳英和院長在他擔任總醫師那一年，知道慈濟需要醫師，便毅然決定要前來花蓮服務，迄今三十五年從不間斷，也沒有任何二心，成為慈濟醫院最強的樑柱。陳炯明院長知道慈濟蓋醫院的辛苦，特別派遣手下的國泰醫院建院大將總務主任周賢輝前來慈濟，處理所有醫院裡的相關行政事務，使得醫院能在穩定的狀況下開始營運。

有了這些醫界前輩的護持，終於使得慈濟醫院能夠順利開張。

慈濟醫院第一任院長是耳鼻喉科權威杜詩綿教授。杜教授以前在臺大醫院耳鼻喉科素以平易近人、笑容滿面著稱，臺大醫院的教授們都稱他為「杜先生」，這是比教授還要更尊敬的稱呼。

杜教授常常嘴巴含著煙斗，為學生講述鼻咽癌的病理生理學及臨床特徵，教我們如何用喉頭鏡檢查鼻咽癌。在他確定擔任慈濟醫院首任院長之前，就已被發現罹患肝癌。那時候他身體裡有一顆十公分的肝腫瘤，而且已經有局部的淋巴腺轉移，並不適合開刀。

許多臺大醫院的同事也都建議杜教授不要那麼辛苦，因為一家醫院剛起步，一定有很多事要忙，很怕他的肝臟負荷不了。那時候的肝病權威宋瑞樓教授就曾警告他說，「你要是太累，可能活不過一年，還是留在臺大醫院由我們來照顧你比較好。」

可是當杜教授知道證嚴法師在花蓮蓋醫院的宗旨，是為了要在偏遠地區照顧窮苦的百姓，他竟然一口答應，並且決定用最後的生命來完成慈濟這一艱鉅的任務。或許是使命在身，他居然在慈濟醫院啟業之後三年，才因為肝癌結束了生命。

杜教授在慈濟醫院的時候，身體看起來很硬朗，依然常常露出招牌笑容。他常常對我說，「你是小孩子的頭！」因為他跟太太杜媽媽兩個人，帶著臺大來的這些年輕主治醫師一起經營這家新醫院，他總覺得有責任照顧這些「小朋友」，臺大醫院是他們的出生地，而慈濟醫院就是他帶著這些年輕的醫師實踐志業的人生另一個職場。

親切的杜院長跟杜媽媽經常在家裡舉辦餐會，和我們聊聊家常、談談工作。他很高興，醫院為醫師們打造了一個很漂亮的宿舍，讓我們在花蓮的生活無虞。他們夫妻也會很親切的跟我們的下一代小朋友一起玩樂，享受天倫之樂般的快樂生活。

杜院長在慈濟醫院工作了兩年多之後，終於不敵病魔的摧殘，因肝衰竭住回臺大醫院。那時候我們每次回臺大醫院門診就會去看他，他也都很親切的問我們在慈濟醫院工作及生活情形。最後，杜院長還是走了，醫院的醫師及同仁們一起在臺大醫院的助念堂為他告別。我記得，那時還寫了一段追思的悼文，內容現在已不復記憶，但最後兩句應該是：「願杜院長乘鶴歸來，再為慈濟人」。杜院長在臨終之前，也在證嚴法師的親自見證下，成為了慈濟的弟子，了卻他這一生的心願，也為他的醫師生涯留下了完美句點。

曾文賓院長其實與杜院長同時接受慈濟的聘書，剛開始的時候先接任副院長。曾院長在臺大是心臟血管內科，專攻烏腳病、高血壓。

現在高齡九十多的曾院長因大面積的腦部缺血，已逐漸無法辨認人事時地物。他是個不苟言笑的人，做事非常嚴謹，慈濟醫院創業時的許多器材設備採購都由他把關。我記得他經常在科務會議時，要求醫師們要節約用水、用電、用紙、用文具。他常說：「我們電梯的門只要一開一關，就要一塊錢，沒事的話就不要搭電梯。每一次開關節省一塊錢，每天這麼多人進出電梯，就可以省多少錢。」

因為曾院長的節儉個性，曾使得很多年輕醫師並不諒解，因為我們要採購的東西，總是要一再的向他說明，才能買得到。但由此可知，曾院長對這家醫院的用心。他常說：「這個醫院是要做慈善事業，所以本身就要節儉，我們才對得起社會上捐贈資金的大眾們。如果我們把那些浪費的錢省下來，不是可以救助更多的人嗎？」曾院長的一番苦心，其實也印證了慈濟醫院的創院精神。

杜院長與曾院長兩位在慈濟醫院創院的十年，確實為醫院打下良好的基礎。而他們兩位在醫療工作上嚴謹守分，也讓醫院裡的醫師們在花蓮擁有良好的節操與聲譽，奠定這家醫院不以營利為目的，而以慈善但又追求先進科技醫療為目標的基礎。

第二章

慈濟三位永遠的「先生」（せんせい）

要蓋醫院，能得到杜詩綿、曾文賓、楊思標這三位大教授的信任、疼惜及愛護，這到底是什麼樣的緣？實在是很有緣分。他們三位都是六十五歲開始投入慈濟。六十五歲其實是他們的黃金歲月，因為是人生所有一切歷練、名望都在最齊全的時刻，他們能那樣為慈濟付出，我很感恩。他們為慈濟的奉獻，不只是在那時候，而是一直延續到了現在。我們的感恩，是一輩子，不是他們的一輩子，而是我的一輩子。慈濟人，就是要莫忘那一年，莫忘那一人，莫忘那一念，期待把這些事蹟都整理好，讓它一代一代傳承下去。

——釋證嚴

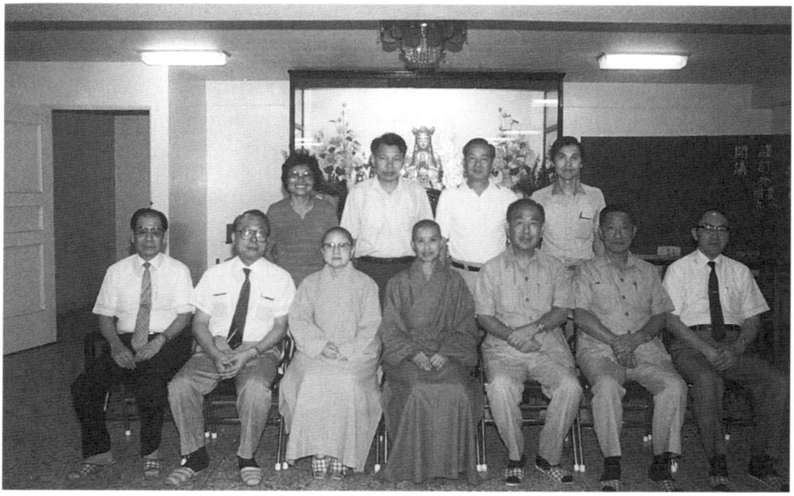

一九八四年七月二十九日，慈濟醫院董事會召開首次會議。前排左起：國泰醫院副院長王欲明、院長陳炯明、菩提講堂住持修觀法師、證嚴法師、臺大醫院院長楊思標、副院長杜詩綿、曾文賓。後排左起：當時稱林碧玉小姐（後為慈濟基金會副總執行長）、建築顧問陳福來及郭銓炎、《中央日報》總編輯王端正（現為慈濟人文志業執行長）

一九八六年八月，花蓮慈濟醫院莊嚴隆重的開幕，展開它服務東臺灣民眾的志業。在隨後的三十三年間，慈濟醫院逐漸蛻變，從原來只是一個區域級的醫院，現在已經成為臺灣東部的醫學中心。同時，教育志業現已有慈濟科技大學以及慈濟大學，讓整個慈濟醫療體系結合教育，成為培育醫護的搖籃，守護東部民眾健康的重鎮。

但是在醫院創院之前，那一段艱辛的歷史，現在慈濟醫院的員工可能並不清楚或逐漸淡忘。在此，我們要對慈濟建院最大的三位功臣杜詩綿院長、曾文賓院長，以及楊思標院長，表達最深的敬意！沒有他們「三騎士」的全力以赴，就無法成就慈濟醫院的啟業。這三位院長代表了臺灣醫界的良知，以及對臺灣民眾關懷的醫者情懷，經由他們投入建院的工程，使得慈濟醫院一路在風雨飄搖中成長，終至長成巨大的樹林。

杜詩綿院長 用生命感動生命

在我們學生時代，「杜詩綿」這三個字，是一個偉大醫者的代名詞，我們都稱他「杜教授」。生於一九二〇年的杜教授，生平專攻鼻咽癌的基礎醫學以及流行病學的研究，因為鼻咽癌研究而成為國際知名的學者，也受到日本學者極度的敬重。

早年杜教授與臺大病理科葉曙教授，聯合分析臺灣鼻咽癌患者的流行病學以及病理學，並發表臺灣鼻咽癌患者的分類以及預後。他們的研究開啟了鼻咽癌最重要的臨床治療以及追蹤，也讓杜教授在不到四十歲之年，就獲得醫學博士以及臺大醫學院教授的職位，隨後出任臺大醫院副院長，也因為擔任這個職務，才接觸到慈濟世界。

一九八〇年九月，杜教授在國泰醫院王欲明副院長陪同下，參加佛教慈濟綜合醫院為徵選建築師所舉辦的評審會議。三天的評審作業，杜院長都主動到達會場，全神貫注的詳細審閱每一份圖表和解說，並且習慣性的敲敲他沒有點燃的煙斗，指引著圖，一一說提出他的看法。

一九八二年，杜教授率團到花蓮考察，帶著醫界專家學者到靜思精舍參觀。在靜思精舍，他看到證嚴法師及其弟子們刻苦勤儉的生活，也看到慈濟為社會所做的貢獻，更發現籌建中的慈濟醫院什麼都沒有，僅有的就是那一群慈濟人一顆顆熱誠奉獻的心。杜院長被當時的情景所感動並且發願，如果有必要，他願意放下臺大醫院的一切工作，來花蓮為慈濟服務。

在學生的眼中，杜教授是一個文質彬彬、謙恭有禮的長者。上課的時候，他不會講笑話，但是說明鼻咽癌的病理及臨床症狀時，條理分明，說話十分柔和，深深具有長者風範。每次上課，他都會準備講義給學生參考，用心程度，可見一斑。

杜教授對病人的態度很和藹可親，對於病人的檢查更是周到。我們在學生時代到耳鼻喉科實習時，需要做的第一個工作，就是幫病人檢查。對於一些生手上路，通常不太會用喉鏡來檢查病人的鼻咽部，杜教授常常看我們忙了半天，就慢慢走過來，放下他的煙斗，輕輕的告訴我們說：「在做檢查時，一定要動作快，在病人張開嘴巴的時候，輕輕的將喉鏡放到對方的咽喉裡，往上翹，就可以看到鼻咽部是否有病變。」

杜詩綿教授身材高大，皮膚黝黑、雙目炯炯有神，說起話來，聲如洪鐘。當他為真理而辯時，那種得理不饒人、義正辭嚴的氣勢，往往讓對方嚇得不知所措。但他對學生和病人，卻十分親切、和藹可親，一點都不像是一個學識淵博的長者。遇到高興的事，講到興起，笑起聲來，彷彿這個世界都是他的一般，令人印象深刻。

在看診時，杜教授不苟言笑，但是在輕鬆的時候，偶爾也會講講笑話，以他特有的爽朗大嗓門，告訴學生們一些醫界的趣事。他也常常請學生到家裡吃飯，尤其是過年的時候，常常帶著耳鼻喉科的醫師在家擲骰子比大小，輸的人要喝幾杯酒。就是杜教授的獨特親和力，因此在耳鼻喉科，乃至於整個臺大醫院，大家都叫他「先生（せんせい）」。那是對於醫師教授最大的尊稱，不只是醫師的代名詞，更是「老師」的日文發音，稱呼長者為「せんせい」，表示你對他的為人、品德及學識十分佩服。

不帶病氣的末期病人

自從接觸慈濟之後，杜院長對於慈濟醫院的籌建工作，幾乎沒有缺席。直到一九八三年，他被診斷出罹患肝癌，而且是末期，他仍然每天穿著白袍到病房照顧病人，每日親自處理醫院的行政工作。當時臺大內科宋瑞樓教授宣布杜院長的病情，大約只有六個月左右的生命，他才在家人的勸阻下，沒有參加慈濟醫院的開工典禮。

慈濟醫院的建院工程，讓杜院長始終耿耿於懷，無法放下。後來雖然身體狀況不佳，但對於慈濟醫院的熱誠仍然不減，他對證嚴法師說：「如果可能，我只要一塊錢，就可以到慈濟醫院上班，幫助這家醫院成長。」當時只有他表達意願隨時來花蓮服務，如果沒有了杜院長，對於慈濟醫院的籌建，應該會有非常大的影響。

對於杜院長，證嚴上人的這一段話，說得最貼切，也最令人感動。上人回憶道，「他生病的時候，我到臺大醫院看他，出來的時候走進電梯裡，聽到一群年輕人說：『杜副聽說剩下三個月，宋（瑞樓）教授這麼說……』他們說，可惜只剩下三個月，但是我感覺不像。因為我進到病房去，他坐在病床上，餐桌板放平，上面放了一大疊稿子、公文，他還在忙。我說：『你身體不好，為什麼還在做這些事？』他說：『臺灣醫學會雜誌要出刊。』他是主編，所以還是要忙。我看到他病房的衣櫥架上掛著白袍，我又問：『你人在生病住院，怎麼白袍還擺在這裡？』他說：『我的患者也都在住院，我每天也要去巡一巡、看一看。』我很感動，他那樣負責任的態度。」

杜院長於一九八五年四月從證嚴法師的手上接下首任慈濟醫院院長的聘書，此後三年，便專心於慈濟醫院的業務，努力讓這家醫院成長。其實，在一九八六年初，慈濟醫院開始招攬醫護人員前來慈濟醫院服務的時候，並沒有太多醫師、護士願意到花蓮工作。為了讓慈濟醫院有足夠的醫護人員，杜院長與曾文賓院長、楊思標院長三個人商量，覺得應該與臺大醫院進行建教合作，支援慈濟醫院，才能夠讓位於偏遠地區的花蓮慈濟醫院，免於醫護人員的匱乏，能夠順利推動醫療工作。

杜院長在任內也提出慈濟醫院建院的三大宗旨：一、提升東部醫療水準照顧病人。二、提供就業機會。三、培養人才。他將這三大宗旨，做為推動慈濟醫院工作的目標，並且以這個目標帶領慈濟醫院往醫學中心邁進。

謙遜禮賢 沒有架子

為了讓慈濟醫院能夠得到臺大醫院各科主任的支持，並派遣醫師前來支援，杜院長不辭辛勞，以花蓮慈濟醫院院長的身分，親自拜訪臺大各科主任，懇請他們推派優秀醫師到花蓮服務。其實，這些主任大部分都是杜院長的學生，他們對於老師禮賢下士，親自登門拜訪，無不動容，因此也全力支持派遣優良的醫師及住院醫師，前來花蓮慈濟醫院支援。

王本榮醫師回憶，當時杜院長為了邀請他到花蓮，竟然在他的門診外等候了兩小時，等他看完病人後，杜院長才敲敲門走進診間。得知杜院長在診間外面等了兩小時，王醫師非常慚愧，責備護士為什麼不讓杜院長先進來跟他談話。但杜院長卻認為，醫師應以看病為重，行政事務應該等看完病人之後再來商討，因此久待兩小時並不重要，重要的是要請王本榮醫師接受邀請，前來花蓮慈濟醫院服務。

杜院長的這些舉動，深深感動了王本榮，也奠定了未來王醫師到慈濟醫院服務，並接任慈濟大學校長一職，乃至現任慈濟教育法人執行長等重要職務的先端。

在慈濟醫院啟用後，每天都有來自臺大醫院的醫師前來看門診或支援，當交通車從火車站把一車醫師載到慈濟醫院門口的時候，總會看到杜院長笑臉盈盈的站在大門口，親自迎接這些學生們。杜院長雖然是我們的老師，但他仍然以院長的身分，感謝所有前來支援的臺大主治醫師，這份長者的風範，也深深感動我們這些年輕醫師。

慈濟醫院辛苦經營了兩年，在一九八八年七月，十幾位臺大醫師連袂前來院裡服務，讓杜院長非常的高興。杜院長和夫人經常跟我們醫師及眷屬們開會，討論如何安置家庭？如何在花蓮過日子？有時候還會邀醫師太太們，一起到院長宿舍聚餐。

除了杜院長總覺得要負起照顧這群臺大學生的責任，對於我們很多不習慣的花蓮生活，杜院長夫妻倆也竭盡所能滿足我們的需求。像是杜院長喜歡喝個小酒，當他跟醫師們一起聚餐時，雖然明知自己有肝癌不適合喝酒，但一時興起，也會小酌幾杯，只見一旁的杜媽媽瞪著眼睛看他，他就說：「好了好了，我喝一小口就好。」

我們這些學生都知道，杜院長和夫人鶼鰈情深，而杜夫人知道院長身體不好，經常陪著他到處去開會，對於杜院長參與慈濟建院的決心也相當支持。杜夫人常說：「你去哪裡，我就跟到哪裡！」雖然明知這樣繁重的建院工作會累壞身體，但杜夫人知道，這是杜院長最大的心願。因為他不只要醫病人，也要為偏遠地區許多貧病無醫的民眾，打造一家好醫院改善他們的醫療環境。

嚴以待己 樹立典範

杜院長是一個奉公守法的公務員，生平十分節儉，對於自己應該做的工作，從不懈怠。因此雖然在慈濟醫院擔任院長，每星期一都還會回到臺大醫院主持鼻咽癌特別門診，照顧他的鼻咽癌病人。病人有時會送紅包，他便把紅包原封不動的換成另外一個信封袋回送病人，當作是慰問金，自己則省吃儉用，捨不得多花一些錢置裝或買個新皮包。這些簡樸的生活，應該是他從小培養出來的好習慣。

杜院長對於研究工作非常重視，他深知，要有良好的臨床醫療，必須要有堅強的研究作基礎。唯有對於臨床疾病有深入的研究，才能了解疾病的病理生理學，進而提供更好的醫療照護，讓病人重拾健康。因此他在臺大醫院期間，進行了臺日合作鼻咽癌的研究，尤其是ＥＢ病毒（Epstein-Barr virus）在鼻咽癌的病理生成學，因此日本醫界非常佩服杜院長。

其實杜院長對於慈濟醫院的耳鼻喉科一直都非常投入，在他身體更加虛弱，無法親自看診時，仍然拜託臺大醫院的幾位耳鼻喉科教授，如徐茂銘、謝地等醫師，將來一定要繼續定時前來花蓮看診，讓當地耳鼻喉科的病人獲得良好的醫療照護。杜院長終其一生，永遠充滿生命活力，永遠是把病人擺在第一位。

從一九八三年開始投入慈濟的建院工程，杜院長在一九八五年接下慈濟醫院首任院長聘書，到一九八九年因為肝癌辭世，這六年期間，他用盡生命最後的力量協助慈濟醫院，穩定醫院的啟業工作，而他樹立起的醫療人文典範，更讓許多晚輩對於在慈濟醫院工作更具信心，能夠踏著他的腳步，繼續把慈濟醫院推向臺灣醫學中心，成為東部地區的守護神。

杜院長往生時，年僅六十八歲。臨終前，住在臺大病房的他，仍然以沙啞的聲音，殷殷交待院務。一九八九年八月六日，杜院長的骨灰被送回花蓮，回到他最初發願服務的地方，奉厝佛興寺。在這裡，他可以永遠看

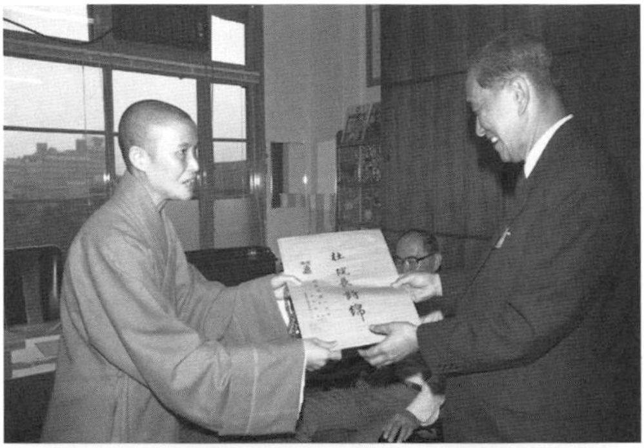

杜詩綿於一九八五年四月二十日從證嚴法師的手中接下首任慈濟醫院院長聘書，原本預期只剩半年的生命也與慈濟醫院共同打拚，至一九八九年穩定醫院的啟業工作後辭世。

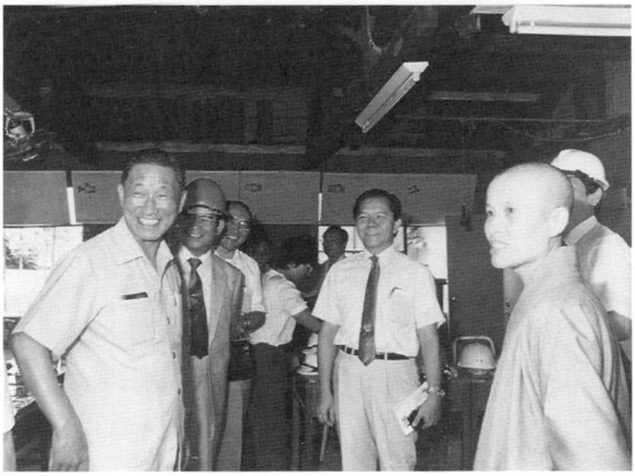
杜詩綿（左）自一九八一年四月起即義務協助慈濟醫院籌建。圖為一九八五年八月二十五日邀請臺大醫院院長林國信（中）與各科主任到花蓮參觀，希望推薦年輕醫師加入慈濟陣容。左三為曾文賓副院長。

著心愛的慈濟醫院成長茁壯，還有生前惦記著的花蓮這塊土地，和這裡的民眾。這位慈濟醫院永遠的「せんせい」——杜院長，長眠在花蓮，也完成了他生平最大的志業與心願。

曾文賓院長 建立醫院經營標竿

曾文賓院長擔任慈濟醫院首任副院長，不過那時因為杜詩綿院長來花蓮主持院務，曾院長大部分時間仍然留在臺大醫院，直到一九八九年杜院長因病往生後，曾院長才從臺大醫院退休，接任慈濟醫院第二任院長，全心留在醫院至今。

其實曾院長比杜院長更早認識證嚴法師，也了解證嚴法師要在花蓮創辦慈濟醫院的理想與決心。一九八一年九月，曾院長便參與佛教慈濟綜合醫院籌建委員會，那時候他接任臺大醫院副院長，也負責臺大醫院醫療大樓整建工程，因此對於醫院興建時的隔間需求等細節，都有充分的了解。自一九八四年二月起，慈濟醫院建院工程發包，建築委員會每週二晚上都會在臺大醫院地下室的場地開會，一直到工程完成。曾院長幾乎每次都與會，並且提出個人看法，讓慈濟醫院的整體規劃更加完善。

呵護弱勢 降價查實

慈濟醫院啟業時，曾院長還沒從臺大醫院退休，但是此後三年，他每週五都會在慈濟醫院心臟病特別門診看診，下午診則開高血壓平價特別門診，讓患有高血壓的民眾以每次掛號加藥費不超過五十元的便宜醫藥費，持續以藥物維持血壓正常，這也顯示他關懷弱勢民眾的胸懷。

對於曾院長來講，醫院絕對不是以營利為目的，而是以改善病人的醫療狀況，提供健康照護為目的。一直到他無法工作前，還是持續的在慈濟醫院高血壓特別門診，看照著老病人們，並且以最有效、最便宜的藥物，讓病人的血壓維持在穩定狀況。

曾院長之所以會有這樣醫者的情懷，主要還是與他年輕時候的經歷有關。曾院長是一個沉默寡言的人，喜歡看書，從小就很懂事，除了幫忙照顧家裡的弟弟們，更是一心向學。因為成績優異，曾院長早年也曾遠赴上海同濟大學念書，後因戰爭又回到臺灣，便在臺大醫院擔任總醫師、主治醫師，薪水微薄，但是仍日夜看診，而且還留在實驗室做研究，每天工作十二小時以上。

在曾夫人的眼中，曾院長是個很敬業，對家庭也有責任感的人，沒有什麼不良嗜好，不菸、不酒，非常節儉，是一個誠實而不錯的男人。

一九五八年，曾院長加入由臺大醫學院葉曙教授等人組成的烏腳病研究團隊，開始到臺南學甲、北門以及嘉義、布袋、義竹等地，展開烏腳病的調查與診治的工作。對於這些居住在沿海地區的烏腳病病人，曾院長總是不辭辛勞，每週前往一一調查這些病人的生活狀況、飲水情形，記錄病人們的身體狀況，總共調查了一千八百多人。

後來調查中發現，原來地下水中的砷含量過高，才是導致在地人血管硬化，造成肢體末梢血液循環不良的原因。也因為這項調查，促成一九六六年起，政府在西南沿海裝設自來水管線，徹底解決飲用水含砷量過高的問題，大幅降低了烏腳病罹患率，使得這地區一度盛行的流行病，從此絕跡。

由於曾院長對烏腳病人細心的照顧，被尊稱「烏腳病之父」，許多西南沿海烏腳病病人的家屬對他非常感佩，常到醫院來表達感謝之意，甚至在得知曾院長生病的消息後，全家一起來探病。

當曾院長獲知證嚴法師想要在花蓮蓋醫院的時候，他非常支持，但也相當擔心。他認為，蓋醫院事小，但是要找到合適的醫師可就很難。他認為，唯有具有愛心的醫師才會到花蓮服務，可是並非每位醫師都如此。雖然這樣，曾院長對於證嚴法師要蓋醫院的決心，還是充分的支持，並且願意和杜詩綿院長共同幫忙證嚴法師，完成這一個時代性的艱鉅任務。

點滴儉約 降低虧損

曾院長生性節儉，在他擔任慈濟醫院院長後，常常告訴同仁，慈濟醫院的經費都靠著證嚴法師和慈濟委員們點點滴滴勸募而來，募款相當不易。因此，對於醫院的大小開支，他都抓緊用度。

為了節省支出，醫院醫師申請購買的各種醫療儀器，只要能多省下一點錢，曾院長都會親自去溝通，讓醫師們共用、或是暫時借用、或是暫緩採購，以便在隔年可以用更低價格買到同樣的儀器。對於醫院各科室的需求，他還是會盡量配合，遇到不明白的事情，就會直接去辦公室找到科主任或相關人，詳細了解其內容之後，才予以審核。

有時候，醫師們會覺得曾院長實在過於節儉，這樣下去可能會影響到醫院的經營與發展。但是曾院長的初衷，在於守護這家醫院不要虧損太嚴重。因為他深知，醫院的經費來自十方大眾，唯有節儉，並且開拓業績，才能讓這家籌建不易的醫院永續經營。

記得醫院啟用後，成立了醫學研究中心，醫學研究需要購買許多研究設備，相當花錢。曾院長面對醫師提出的種種需求，經常皺著眉頭，心想，「這麼多經費所購置的儀器會不會很浪費？真的能夠做出什麼特別的研究嗎？」雖然曾院長本人對研究十分投入，但他認為，很多研究可以從臨床做起，可以從流行病學調查做起，未必一定要走向分子生物或細胞生物的研究，也因此對於許多研究耗材及研究設備的採購，常常會擱置或提出不同看法。

有一次，有位醫師從美國留學回來，希望延續在美國所做的生理學研究，因為是使用微穿刺進行血管內壓變異的研究，需要有一張避震桌才能降低測量上的誤差。但曾院長認為避震桌太貴，提議這位醫師是否可在普通的實驗桌下裝設可以避震的球體，當有地震發生時，可以減少測量上的誤差。這位醫師聽了之後，氣得拂袖而去。

事實上，曾院長的考量並沒有不妥之處，對一個曾經做過醫學研究的人來看，沒有經驗的醫師一開始做研究就要買昂貴的新設備，對醫院的負擔實在太沉重了。由此可見，曾院長節儉成性，把這一分不必浪費的經營哲學帶進慈濟醫院，也因為他的努力，降低醫院的虧損，對於醫院應該有的設備採購，才逐漸放鬆。

率先全院電腦化、無片化

曾院長非常重視院內的服務品質，更重視醫院財務的開源節流。他發揮過去累積的醫療行政經驗，在院長任內，設法降低公勞保支出的核退率，也要求醫師們要詳盡的記載病歷，同時推動教學研究品質以及全院電腦化。一九九九年，他更導入影像醫學科「無片化」的影像儲存傳輸系統，使得慈濟醫院成為全臺灣首創無片化的醫院。

點滴的努力使得慈濟醫院在曾院長擔任院長任內，花費十年時間，終於在一九九九年五月晉級為花東第一家「準醫學中心」，達到醫學中心等級的目標。而這一年，曾院長也已經七十五歲，卸下院長重任。同年七月，把棒子交給第三任院長陳英和醫師。二〇〇二年，慈濟醫院升格為東臺灣第一家醫學中心，迄今仍是東部唯一的醫學中心。

榮退後升任榮譽院長的曾院長，雖然是專攻高血壓流行病學的研究，但忙於公務的他並沒有維持經常運動的好習慣。在他八十歲那一年，因為行動發生問題而發現腦部出現小中風，雖然經過藥物治療，但隨後連續出

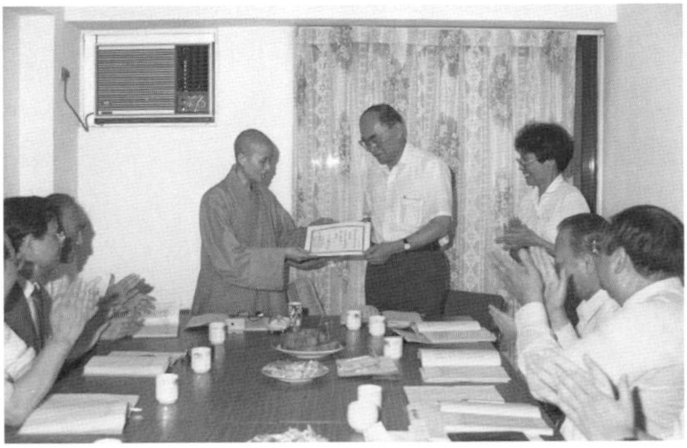

曾文賓（站立者中）於一九八九年七月接下慈濟醫院第二任院長聘書。

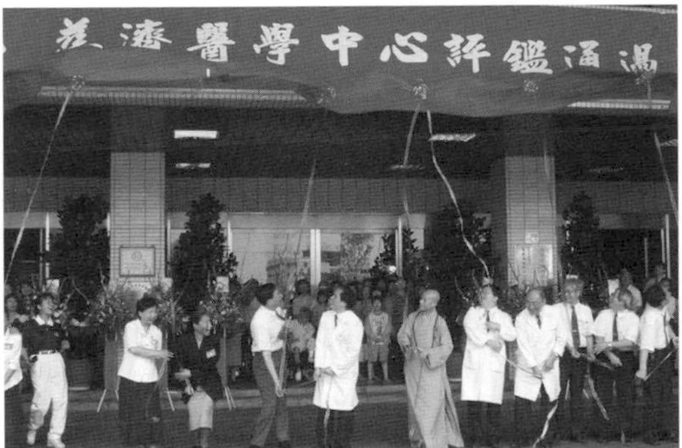

曾文賓院長任內不僅服務品質，更重視醫院財務的開源節流。一九九九年導入影像醫學科無片化的影像儲存傳輸系統，慈濟醫院成為全臺灣首創無片化的醫院，並於五月晉級為花東第一家「準醫學中心」，同年七月把棒子交給第三任院長陳英和醫師。二〇〇二年慈濟醫院升格為東臺灣第一家醫學中心。

現的一些小中風，使得腦部逐漸退化，雖然還能思考與交談，但行動能力卻逐漸惡化。至今，曾院長的身體仍十分虛弱，經常到醫院復健、看診，跟他談話，仍然有所反應，有時談到醫院的發展與我們的近況，他也會欣慰的露出微笑。

回顧曾院長在慈濟醫院三十年，以個人嚴謹的行事作風，雖然沒有讓醫院有大破大立的突變，但始終堅持守護花蓮、開源節流，對於一個慈善醫院經營應該有的態度，對我們這些年輕醫師來講，是一種典範。

醫療的目標是救治病人，維護病人的健康，過度的醫療浪費以及過多的醫療資源，其實是不必要。曾院長一直認為，我們應該把所有資源用在病人身上，用在提升病人診斷與治療的需求，而不是用在無謂的研究論文產生。但只要是對於醫療有幫助的，他都會全力支持。如此的一位醫者風範，正是慈濟克勤克儉、生生不息，最主要的支柱。

楊思標院長 培養醫護的教育家

楊思標院長是臺灣大學醫學院的一位奇才，很年輕時就在胸腔醫學的傳統研究上有著相當傑出表現，在國際上備受肯定，論文更被引用在許多醫學教科書上。而他能活到一百歲，更是醫界的一個奇蹟。

其實楊教授一直熱中於臺灣結核病的臨床研究與防治，可能與他大學時期就患有肺結核，以及他的老師也是做結核病的研究有關。除了肺結核之外，他在塵肺症以及肺吸蟲的臨床研究及報告，也有相當傑出的貢獻。

早期針對肺結核病沒有太多的藥物可以治療，因此許多肺結核的病人都慢慢的發生肺衰竭而死亡。但隨著特效藥鏈黴素的出現，以及醫療防治政策雙管齊下，肺結核遂逐漸獲得控制。

楊思標教授就是在這個年代，成為醫界的風雲人物，不只是肺結核的研究，他對於肺吸蟲的研究報告，也在國際胸腔病醫學會與知名的胸腔科醫學雜誌上發表，這是臺大醫院臨床研究最早在國外一流雜誌上發表的幾篇論文之一。這些研究成果，一一被引用在醫學教科書上，也奠定楊教授在國際胸腔醫學領域的地位。

除了肺結核外，楊教授還是臺灣第一位經由支氣管鏡確診肺癌的醫師。一九五七年，楊教授與耳鼻喉科的杜詩綿教授一起操作硬式支氣管鏡，發現支氣管癌症，進而進行組織切片，檢驗出第一個病人。使用X光片追蹤病人，常常到了癌症比較晚期才能發現，但利用支氣管鏡卻可以在比較早期時就發現癌症，建議患者開刀治療，提高存活率。

一九五七年，楊教授升等為教授，這時候他才不到四十歲，也完成他年少時的夢想。此後楊思標教授更與許多學生持續臨床研究，發表許多研究論文。除了在臺大醫院當醫師之外，他和學生們更常輪流到臺灣各地區，協助地區的署立醫院和綜合醫院進行胸部X光判讀及胸腔病的臨床診斷和討論，提升胸腔內科在胸腔疾病的診斷與治療。

由此可見，楊教授對於醫療的熱忱，不只是對一家醫院病人的診治，而是對社會全體民眾胸腔疾病的診斷與治療。也因為有這種情懷，因此他才會在臺大醫院院長、臺大醫學院院長結束工作之後，前來慈濟醫院擔任醫師，並擔任第一屆慈濟護專的校長。

培養後輩 嘉惠病人

一個已經從臺大醫學院退休的院長，因為對於教學的熱忱，三十五年來，還是堅持每週到花蓮慈濟醫院教學，對於慈濟醫院的經營以及發展，他也非常關心。

雖然醫學檢驗儀器的進步，使得胸部X光檢查，不再是單一確診肺結核或是癌症的重要利器，但楊思標教授仍然堅持，胸部X光片判讀是所有內科醫師必須要修的一門課。因為從胸部X光片，除了可以看到肺部的病變之外，對於中間的心臟以及血管，甚至在胸部的肋骨，都可以看出一些疾病。有時候胸部X光片真的無法判讀時，楊教授也會偷偷的要學生們去做一張電腦斷層掃描（CT）看一看吧！顯示他在固執的個性背後，還是會以病人的診斷為重。有了正確的診斷，才能有正確的治療，對病人才是好的。

在臺大醫院院長任內，由於外交政策的需要，楊教授推動了中沙醫療團，並且每年都親自到沙烏地阿拉伯的兩個醫療團所在地，吉達及霍埠兩大綜合醫院訪問。由於當時臺大醫院沒有主治醫師的名額，多數醫師不願意遠赴沙烏地阿拉伯那個陌生的國家從事醫療服務，於是，他便向教育部要求增加一百位主治醫師名額，使得前往沙烏地阿拉伯中沙醫療團服務的醫師們，返臺後可以留在臺大醫院擔任主治醫師。

在楊教授的建議下，也因此培養出許多優秀的年輕醫師，其中多位後來陸續成為臺灣的衛生署署長（現稱衛福部），例如林芳郁、涂醒哲、侯勝茂等人。這些醫師，如果當初沒有參加中沙醫療團，不能留在臺大醫院，未來就不能在臺灣醫界成為傑出的領導者，這也是楊教授那些年對臺灣醫界的重要貢獻之一。

建院鐵三角 促成美事

一九七八年在慈濟醫院籌備之初，國泰醫院王欲明副院長帶著證嚴法師，前往拜訪臺大醫院院長楊思標教授。那時楊教授對慈濟並不熟悉，但第一次見到證嚴法師，對他如此清瘦，卻有無比堅定意志與大願，印象非常深刻。

當楊教授得知，證嚴法師想在醫療資源匱乏的東部蓋一家像樣的醫院，可以及時救治東部的病人，他覺得這真是個很好的主意，也一定要幫忙。於是他就把這些規劃的設計圖，請身邊的兩位大將杜詩綿教授及曾文賓副院長，共同協助慈濟籌備建院事宜。因此，楊思標、杜詩綿及曾文賓三位騎士，成為慈濟建院的鐵三角。有了這三個人的幫助，慈濟醫院才能從無到有，而成為今日的醫學中心。

然而，醫院有了硬體，軟體仍然是個問題。一九八六年八月，正是臺灣經濟起飛時期，西部蓋了很多綜合醫院，資源多、薪酬高，醫師的選擇也多，相較之下，臺灣東部卻是乏人問津的偏遠後山，地理環境孤立、交通不便，人才募集相對困難。當時，慈濟曾在各報刊登甄選十名住院醫師的啟事，列出如送臺大醫院代訓，待遇、住宿、休閒、甚至出國進修等很好的條件，但是登報三天，卻只來了兩位牙醫師應徵。

為此，楊思標教授以及杜詩綿、曾文賓兩位副院長只好另闢蹊徑，積極推動臺大醫院與慈濟建教合作，好讓啟業初期的醫師來源不至匱乏，也讓臺大醫院的年輕醫師透過前往花蓮慈濟執業的經驗，了解地方醫療的特性，期許將來回臺大之後，能夠成為具有慈悲心的優秀醫師。

慈濟醫院啟業初期只有四科：內科、外科、小兒科和婦產科，其中三位主任還是退休的老醫師。然而透過臺大醫院各科主任的支持，派遣年輕主治醫師固定前來慈濟醫院看診，慢慢的，使得慈濟醫院的醫療陣容穩定下來。一九八八年，我們一行十多位來自臺大醫院的年輕主治醫師前來，更充實了慈濟醫院的人力。有些年輕醫師原本打算來花蓮兩年就回臺大醫院，沒想到，看著這些醫師相偕東來，他們為了理想，也一一留了下來。

名師齊聚 號召新醫

楊思標教授在慈濟醫院固定開設內科胸腔病特別門診，並且每週在固定時間帶著年輕的主治醫師、住院醫師，以及後來慈濟醫學院的學生們，共同判讀胸部X光片。有些年輕醫師常常會在背後說：「這都什麼時代了，有電腦斷層可以判讀，為什麼還要從胸部X光片去猜病人是什麼疾病呢？」

可是楊教授認為，任何醫療資源都必須要節省，如果以胸部X光片與胸部電腦斷層的價格相比，胸部X光片只要十分之一，但是只要準確的診斷，可以與胸部電腦斷層的診斷率一樣高。而且年輕醫師不應該依賴高貴的儀器去做診斷，而應該從最基本的問診、觸診、敲診以及影像學判讀，達到正確的診斷，因此他非常重視基礎醫學知識的修持。

楊教授這樣子的行醫態度，影響了許多子弟兵，而這些正確的胸部X光診斷，也在臺灣各地不同的醫院裡，成功解決了許多病人的難題。有一些原來診斷為肺癌的病人，被發現原來是結核病；還有一些原來以為沒有救的胸腔疾病，也因為確診為結核病，而獲得了良好的治療，而挽回生命。這些都是楊思標教授在晚年津津樂道的許多病例。

其實楊思標教授早已是臺灣醫界的權威，曾擔任過臺大醫院院長、臺大醫學院院長，在醫界是一個人人仰之彌高、鑽之彌堅的大老。對於到慈濟醫院來支援，楊思標教授本可蜻蜓點水，旋風似的來看看走走就可以，可是他卻身體力行，親自看診並且指導學生，這對於現今許多汲汲於名利的名醫而言，真的是天差地別。此外，當楊教授知道慈濟護專創校時沒有校

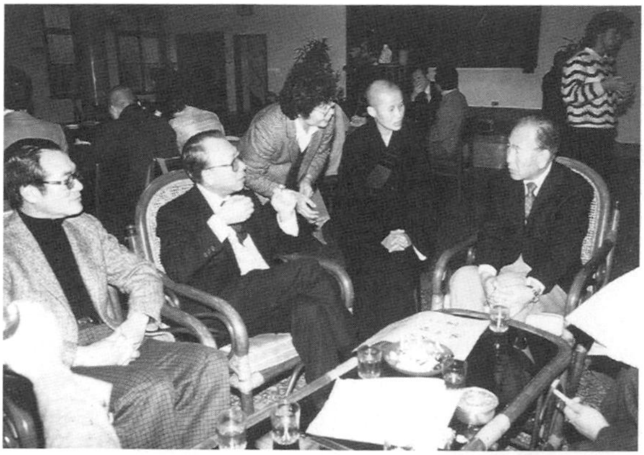
臺大醫院院長楊思標（右）推動慈濟醫院與臺大醫院建教合作。左起：花蓮縣長吳水雲、國泰醫院院長陳炯明、林碧玉小姐（靜憪師姊）、證嚴法師。圖攝於一九八四年。

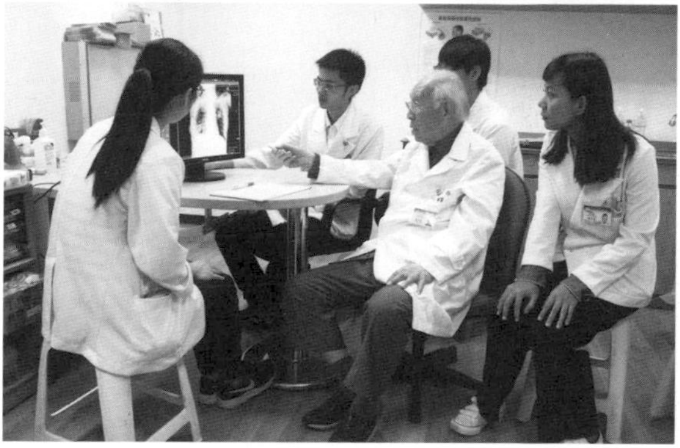
楊思標教授（右二）年近百歲仍持續醫療服務及臨床醫學教育學生，春風化雨。

長，便自告奮勇，向證嚴法師要求讓他當第一任校長，直到找到適合的人選接任校長職務後再退下來。

一位臺大醫學院的院長退休後，竟然跑到花蓮擔任一個私立財團法人護理專科學校的校長，真是讓醫界跌破眼鏡，但楊教授卻樂此不疲。他認為，教育沒有分大小，也不分醫師、護理，能夠培養一個醫護的人才，對臺灣的醫界就是一個貢獻，這是多麼偉大的情操！

而慈濟護專開學以後，多數的臨床教學工作，都由慈濟醫院年輕的各科主治醫師擔任，當我們在教室上課，擔任校長的楊教授都會悄悄的坐在最後一排，聽聽看這些醫師課上的如何？有沒有認真教？上課的內容是不是扎實？有時候也會給我們一些建議，希望我們不要教得太深，應該要讓護理學生淺顯易懂，這時候他已經是六十九歲。雖然年事漸高，但楊教授仍然精神奕奕，沒有看過他在課堂上打瞌睡，因此授課的年輕醫師，莫不對他認真教學、認真辦學的熱忱感動不已。

三位永遠的「せんせい」

這就是三位慈濟醫院永遠的「せんせい」簡單的故事。比起三位醫界前輩為慈濟的付出，為臺灣醫療的奉獻，其實，有很多可以讓年輕一輩的醫師們學習的地方。

杜詩綿院長重視研究，為人謙沖有禮，把他生前最後的六年精華，奉獻給慈濟，而且做到最後一刻。衣帶漸寬終不悔，是一個醫者執著於醫療服務的典範。

曾文賓院長，治學嚴謹、誠實不阿，經營醫院以節儉持家、不浪費社會的善良資源，但對於醫院前進為醫學中心的努力，仍然堅持不懈，更是今日一些不懂得醫療成本管控的醫師應該學習的對象。

楊思標院長雖是醫界大老，但能夠放下身段，在退休後前，來到花蓮慈濟醫院和慈濟護專擔任行政工作，持續醫療服務、教育學生、春風化雨。這種終身不渝的教育家精神，可能是許多後輩學生永遠無法趕上的長者。

第三章

那些年共同守護慈濟醫院的醫師

時間過程的傳奇，說起來很不可思議。光是幾張照片，同樣的一群人，前、後排開，看起來都沒變，但從頭髮還是看出了歲月。歲月，不可思議，慈濟醫療三十三年了，也是很不可思議。回想由「五角銀」開始的「功德會」，當年我為什麼那麼大膽？為什麼那樣邁開大步？那時人人都很年輕，包括我自己，也是不可思議，沒有錢，卻想要做那麼大的事。常常跟慈濟人說：「我走一步，你們就要跑八步。」一步八個腳印，同一時間同時發展。更可貴的，這一群人，竟然能相信我。人生最安慰的事，就是被相信，這是我這一生很大的安慰。情要顧，情，要把它留住，很感恩過去曾經守護慈濟醫院的所有人，在慈濟裡是歷史，也如家譜一般。

——釋證嚴

慈濟醫院已經啟業三十三個年頭，這三位建院初期重要的「せんせい」，年事也都近百，而他們在臺灣醫界以及在慈濟醫療志業裡所留下來的典範，卻是永遠不會熄滅。

千里之路，始於初步。當人們來到花蓮，看到慈濟綜合醫院龐然巨構矗立於茲時，實在很難想像，這竟是由一群手挽菜籃的主婦們，每天節省五毛錢所創立的基業。但是，如果見過證嚴法師，人們就不難從他深邃的眼眸中，感受他所流露出來那種無比的決心和勇氣，看到慈濟世界的未來。

昔日過客　在此佇留

證嚴法師常言：「願有多大，力就有多大；愛有多大，福就有多大。」他秉持著超脫世俗、悲天憫人的胸懷，一點一滴力行菩薩道，終於感動了所有的人，慈悲喜捨，傾力為這個志業克盡己力。

醫院初創時期，花蓮醫界並不看好，臺灣醫界也只是樂觀其成，其中一個因素就是花蓮地處後山，雖有醫師願意東來。雖然一開始有臺大醫院全力支援，但這些醫師們總是過客心態，十之八九無法定心慈濟。對於一個醫院的經營者，自然憂心如焚。慈濟創院的目標並不在於提供「基層」的醫療，而是提供「高級」的醫療，補足花蓮短缺的醫療空間。慈濟醫院雖然有心，但仍得仰賴各專科醫師的協助，尤其是腦神經外科、心臟血管外科、泌尿外科、整形外科等均是首要之急。其他各科也應求得上選人才，才能落實慈濟對社會的殷殷期盼。

一九八六年八月，慈濟醫院在花蓮市啟業，為整個慈濟志業立下一個重要的里程碑，可是偌大的醫院卻沒有幾位專任醫師，倉促中，只能經由與臺大醫院建教合作，請來一些醫師支援。當時在醫院的醫師們，有養老心態的，有過渡心態的，也有玩票性質的，對整個東部醫療，起不了太大的影響。醫師們往往把花蓮的秀麗山水當作來支援的主要誘因，對於院內之事，只是盡力，並未用心去做。

其實，花蓮地區並非沒有醫院，只是因幅員遼闊，居民散居各處，導致基層醫療不足。而在尖端醫療方面，則因原有醫院財力不夠，優秀醫師不願東來，而使醫療水準停頓在十年前。開業伊始，慈濟醫院由於支援醫師調派頻仍，地方民意對這家新醫院尚無法建立起相當的信心；同時，因為來慈濟醫院支援的醫師，心態上仍以臺大醫院醫學中心級的醫療態度對待病人，許多病人因未符合急診或住院條件，被拒於門外而迭有怨言。

證嚴法師看在眼裡，疼在心裡，所謂「傷在他的身，痛在我的心」，雖然本非醫界之人，可是因為憫恤病人的苦痛，偶爾忍不住過問醫療，造成少數醫師的不愉快。

我們心目中的慈濟醫院，應該是充滿愛心與關懷的醫師，不會拒絕病人；但又必須是具有一流醫療水準的醫院，使花蓮地區民眾不必長途跋涉，即可得到最好的照顧。這兩種要件應是不相衝突，只不過現在社會中，醫術精良的專科醫師往往不願委身去做基本的醫療工作，因此容易造成醫病間溝通不良。對此，證嚴法師苦思對策，深覺良醫的聘請不易，遂萌生設置醫學系的決心，期待由自己的教育志業來培育愛心與醫術兼顧的好醫師。

天龍八部 相偕東來

一九八八年，對慈濟醫院是很重要的一年，當時的人事變動，使得慈濟醫院邁向一個新階段。醫院啟業兩年，很多當初前來支援的主治醫師即將返回臺大，卻又沒有新的醫師補上。

正當醫院缺人之際，許多與我有相同理想與抱負的多位臺大醫院主治醫師相偕東來，不僅空前，也是絕後的現象。胸腔內科楊治國因赴哥倫比亞大學進修，應允一年後再辭職東來；任職省防癆局的李仁智亦放棄升遷，來院主持內科。這些醫師們不約而同的攜手前來慈濟，因為，大家心中有個共同的默契，那就是要在花蓮創出一片天地，以自己的專業知識和關懷人群的心，讓這個醫院「活」起來。受到這麼多醫師同時辭掉大醫院的職務所影響，許多年輕醫師也紛紛放棄原有的工作或大型醫院的禮聘，前來助陣。他們是小兒科林美慧、麻醉科黃炳華、家庭醫學科王英偉，泌尿科張世忠、耳鼻喉科廖培權、心臟外科趙盛豐及骨科謝沿淮。

這些醫師陣容大大震撼專科醫師不足的臺灣東部，也對臺大醫院年輕醫師們汲汲營營於升任主治醫師的風氣，澆灌一劑清涼。有了這麼多優秀的醫師，慈濟醫院在政策上，也一改過去以基層醫療為主的醫療方式，轉為邁向醫學中心而努力。

當時任職慈院院長的杜詩綿教授大惑不解，慈濟到底有什麼魅力，可以吸引如此多的醫師前來。或許我們可以這麼說：「那是由一個孱弱的比丘尼身上散發出的慈悲心，使我們很難拒絕他誠摯的邀約，而願意與之共同行善；那是由於他的理想和抱負，正是我輩年輕醫師所追求的目標；那是由於我們都有一顆慈悲的心，終於找到一個地方可以把它點燃。所以，我們開始了慈濟行。」

早期來花蓮慈濟的醫師，大多數是年輕，剛剛結束專科醫師訓練的醫師。雖然開始時總是懷抱理想，帶著憧憬，期望能在花蓮一展長才，濟世救人。然而，經過時間考驗，又一個個離開了。有的是因為擔心小孩的教育，有些是因為家人沒能聚在一起；有人想要去開業賺錢，有的則是帶著養老心態，卻發現醫院啟業後，已經開始轉型朝向醫學中心邁進……

證嚴法師注意到醫師的流動率高，經常用「開創志業」來勉勵大家留在花蓮。只不過人各有志，無法強求。不只是醫師流動率高，護理人員也很難找到。醫師和護士的不足，也促成了慈濟醫院啟業三年後慈濟護專的創立，以及八年後慈濟醫學院的成立。

慈濟的教育志業是因醫療而生。幸而，最早發心投入慈濟的幾位醫師，如骨科陳英和，還有外科蔡伯文、簡守信、趙盛豐，泌尿科郭漢崇、張世忠，內科李仁智、楊治國、林憲宏等，都一直守護著這個醫院，而且

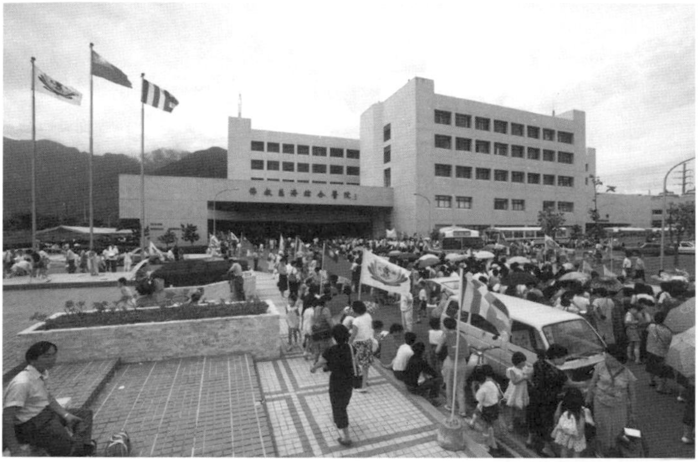

一九八九年八月，慈濟醫院三周年院慶，場面熱鬧溫馨。 攝影／黃錦益

不斷的提升醫療水準，成為未來慈濟拓展全臺醫療網最穩定的樑柱。

有了「天龍八部」的護持，慈濟醫院逐漸穩住了腳步，啟業五年後，來自各大醫院的醫師，也開始慕名東來，各個臨床科逐漸補足醫師人數，招收到住院醫師。隨著準醫學中心的通過，整個慈濟醫院士氣大振，也努力往醫學中心的高標邁進。

醫病為初　醫心為本

醫院開幕的前幾年，證嚴法師非常關心病人在醫院是不是得到妥善的照顧，她經常從急診室的門口走進來，在那邊先看看躺在急診室的病人，親切的詢問值班醫師，這個病人為什麼躺在這裡？得了什麼病？怎麼還在發燒？我們樓上沒有病房嗎？能不能早一點讓他上去（病房）休息？

躺在急診室的病人看起來多麼無助、多麼可憐。證嚴法師是用他悲憫的心去看這個病人；但是在值班醫師看來，因為病人來急診可能是輕微的腹痛、發燒、頭痛、血壓高，只要稍微休息，給一些症狀治療的藥，就可以回家，改天再來門診就可以，並不一定需要住院，樓上的病房應該留給那些真正需要住院手術，或病情比較嚴重的病人。如果病床都安排給急診的病人，萬一有病人需要住院手術，可能就沒有病床。

我們常常跟證嚴法師溝通醫療專業與慈善的觀點不同，在處理病人事務時，也常常會有所差別。其實證嚴法師也能夠了解這些問題，慢慢的與慈濟醫院的醫師之間，也拉近了在醫療觀念上的落差。

證嚴法師也常常到各個病房去看病人，了解哪些科住院病人的狀況、哪些病人做了什麼手術，現在狀況如何？對他而言，這些病人能在這家醫院獲得妥善的照顧，是他最大的快樂。因為他蓋慈濟醫院的目的，就是要花東地區的鄉親，不用外出就醫，在花蓮就可以得到最好的照護。

他常常告訴我們，「你們醫病人的身體，我在醫他們的心。如果可以的話，我也希望你們能夠好好照顧他們的心。」證嚴法師雖然不是一個醫療工作者，但他建醫院的理念，卻與最頂級的醫療工作者沒有兩樣。這就是現在我們一直在推的「全人醫療」。直到今天，全人照護的精神在慈濟各個醫院都得到最大的發揮。

在醫院開始的前幾年，外科最是重要，因為只有快速有效的進行手術，切除患部，或是緊急手術將傷口治好，才能夠有效的挽回病人的健康與生命。因此在早期，慈濟醫院有許多著名的開腦、開心、開腎、開腹成功的案例，都讓證嚴法師非常開心。

看著病人的痛苦，一個不懂得醫療的宗教家，只能在心裡暗自為病人

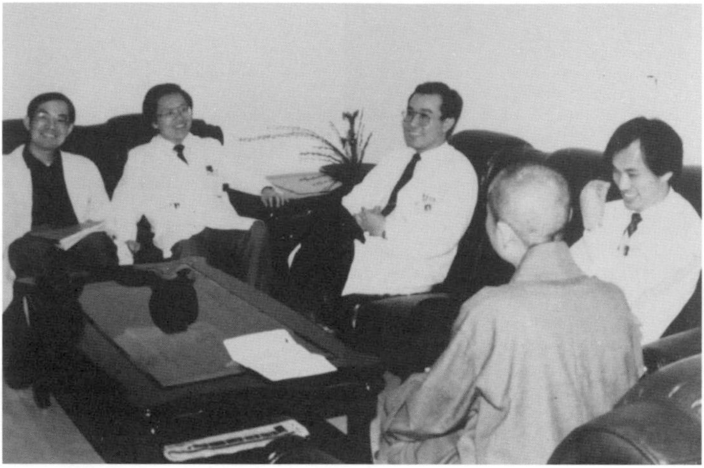

慈濟醫院啟業初期，證嚴法師常到醫師辦公室與年輕醫師們聊聊。

祈禱，希望醫護人員能夠給病人最好的照護。這樣的情懷，在無形之中，也感動了不少來自於大都會醫學中心的醫護人員。一年過一年，一個案例接著一個案例，也慢慢的讓這些醫護人員感染到證嚴法師悲天憫人的情懷。因此，在後來的慈濟醫院，我們在照護病人的時候，也都能傳承著這一個精神，用心去照顧病人。

百年之約　慈院基石

在歷經兩年的草創經營後，有

些支援的醫師漸漸表露離意；有的返回臺大醫院任職，有的選擇開業或公職而離去，整個醫院即將僅留行政及護理人員支撐，為此，當時的杜詩綿院長急瘦了肚圍，而執行祕書林碧玉亦急白了黑髮。到底該怎麼辦呢？

也許真是天無絕人之路吧，也許是行善終究會得人助。這時，果真有一大批醫師相約前來慈濟，我就是其中的一個。其實，我自慈濟醫院啟業第三個月（一九八六年十月）就開始來開刀，隔年（一九八七）三月開設泌尿門診，同時臺大醫院亦輪派一位住院醫師來慈濟照顧泌尿科病人，我對於花蓮創業的嚮往日益加深。當得知同班的蔡伯文、張佐文、林美慧、楊治國都有意前來，加上已到慈濟醫院的蔡瑞章醫師，我來慈濟的意願和決心更為增強。

那年三月某天，我和林碧玉小姐在慈濟醫院的辦公室裡談到泌尿科的發展方向，也為醫師來來去去的不穩定情況感到擔憂。突然間，我有了一個想法，何不以己為例，率先簽下長約以穩定軍心呢？於是我笑著說：

「我今年三十五歲，如果在慈濟工作三十年，正好屆滿六十五歲的退休年齡，不如我和你們簽到一百零七年（西元二〇一八年）吧！」

這在當時聽來只是一句戲言，但背後卻隱含著慈濟醫院找人的辛苦和無奈。這句話經林小姐報告師父後，師父在一次委員會中竟說了出來：「如果每位來慈濟醫院的醫師，都能把在花蓮的工作當作是創業，又能提早作長久經營的打算，那慈濟就不愁沒有良醫了。」

我還記得上人在那次演講中還說：「六十五歲還不能退休，起碼要做到八十五歲。」我不知道自己有沒有福分活到那麼老，但這三十年的約定竟彷彿成真。在往後的八年中，醫院來來去去那麼多人，我卻一直沒有走。沒有白紙黑字的約束，但在心靈裡，那種對行善的決心以及對當初自己決定的無悔，總在最後關頭又把自己留了下來。

找到志業 也共享天倫

來慈濟的醫師們，在花蓮的生活是豐富的；在醫院的工作則是忙碌而充實的。我們的小孩可以隨時奔向大海，走入山林，可以盡興的玩著泥土，躺臥在青草地上，正如我們小時候一般在大自然裡生活著。醫師夫人們無須逛街打發時間，因為她們要忙著料理家務；因為先生下班後，立刻可以回到家共享天倫。以前喜歡上酒廊應酬的醫師，喜歡打麻將的醫師，現在吃過晚飯都聚集在球場打網球，生活規律且健康。

曾有位醫師太太高興的說：「在花蓮，我們一家終於可以團圓了。」遇有假日，幾家人相約外出野餐兜風，徜徉於秀麗的花東縱谷或是壯闊的花東海岸，雄山麗水令人心曠神怡，胸襟也變得寬闊許多，這都是在臺北享受不到的精神生活。

在醫院裡，心臟外科早已開始進行開心手術，泌尿科成功的完成多例人造膀胱，骨科各式各樣的手術從早開到晚，神經外科一再創下救人奇蹟，洗腎室裡人滿為患，婦產科試管嬰兒呼之欲出……。院內朝氣蓬勃，每個人竭盡所能不停的忙碌著，每位醫師也都自我要求，以病人安危為職志，不只盡力，還很用心的照顧病人。醫院也一再添購各種必要的醫療儀器，如電腦斷層攝影、血管攝影、鈷六十放射治療、雷射治療、體外震波碎石機、核磁共振攝影等先進儀器，使每科醫師皆能在專科領域中發揮到淋漓盡致。

慈濟世界是臺灣社會的一個奇蹟，也是臺灣富裕化之後的回饋現象，社會各階層的人因加入慈濟，而激發起內心的良知；透過慈濟，表達他們對鄉土的關懷。慈濟醫院以及慈濟醫學院，則是臺灣醫界的另一個奇蹟。

現今臺灣社會，醫師與病人的關係已無可救藥的商業化，昔日醫師在社會上受人敬重的地位也逐漸消失。雖然凡事以利衡量，以醫師自身有無責任來行醫的現象，亦普遍存在當時的臺灣醫界。可是，在花蓮慈濟醫院裡，醫師們卻一反常態，視病猶親，用「心」照顧病人，甚至走入病人的家庭、走入病人生活的社區裡，我們見到病人對醫師真誠的感激和尊敬。

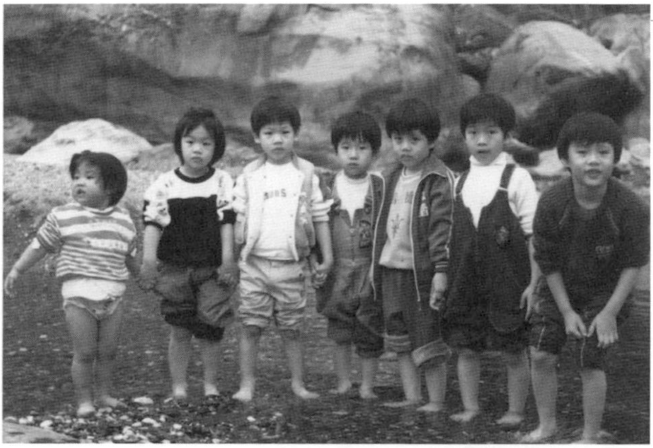

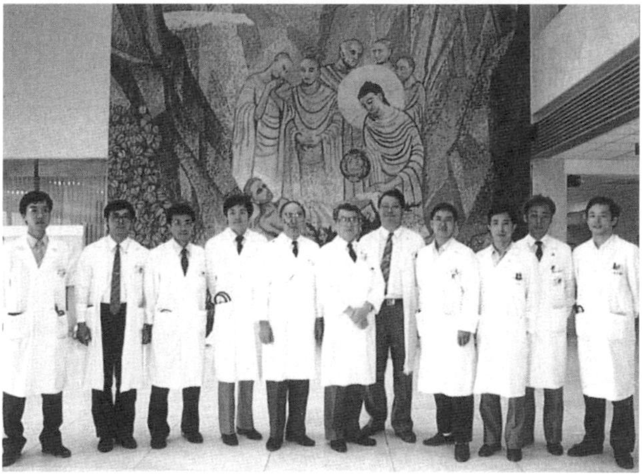

上：來到慈濟醫院，同住在醫師宿舍，家庭之間互動親近。圖為年輕醫師們的下一代在大自然間成長。

下：一九九一年，慈濟醫院五周年時，已有十四位專任主治醫師，左三起：肝膽腸胃科黃呂津、胸腔內科楊治國、心臟內科曾文賓院長、內科許清曉、胸腔內科李仁智、腎臟科藺汝平、右一為肝膽腸胃科林憲宏、右二為神經內科張佐文。

逐漸失去的醫師尊嚴在花蓮已重新建立，相信商業氣息瀰漫的臺灣醫界，也將會因慈濟醫院重塑醫療精神，而產生重大的轉變。

走了三十三年的慈濟路，回顧卻如昨日事。每年在四月離職的旺季裡，總不免帶來些許的感傷和懷舊。我不知道有多少醫師及同仁們初來慈濟時，也是胸懷三十年的約定，但為何又匆匆離去？是醫院政策的問題，或當初前來花蓮開創志業的決心不夠堅定？

花蓮是臺灣美麗的後山，也是許多臺灣人心靈的桃花源，為這塊土地奉獻，應不只是侷限在慈濟醫院工作。如果每一位來花蓮工作的朋友，都能早日融入在地，成為一位花蓮人，時日既久，你自然會知道，這三十年的約定，不只是和師父的約定，更是和花蓮那些促成我們當初來這裡奉獻的可愛朋友們的約定。

我真的很慶幸自己選擇了這趟慈濟行，也很高興有這麼多志同道合的醫師們攜手同行，今後，祈願有更多的年輕醫師東來，共創慈濟新紀元。

第四章

寫下東臺灣的醫療奇蹟

情要顧，要顧情，這就是覺有情，這就是慈濟最重要的根。師父什麼都不會做，但是什麼我都支持，只要是對的事，總是很支持。不用先問我有沒有力量？認為該做的就去做，做對的事，就算是沒有足夠的力量，也應該努力去做，總是永遠為人世間所需要的而努力。

——釋證嚴

早產兒之愛 搶救八百公克的小歪妹

一九八七年七月，慈濟醫院啟業一年後，由其他醫院轉診送來一個體重只有七百七十公克的早產兒，這名小女嬰被送到醫院時非常虛弱，身長約三十公分，全身冰冷發紫，皮膚透明，細微的血管清晰可見。

那時候，慈濟醫院小兒科並沒有專職的主治醫師，除了臺大醫院派來支援的住院醫師之外，就是一位甫自菲律賓大學醫學院訓練出來的陳瑞霞醫師。陳醫師是個非常認真的醫師，當她看到這名小女嬰，心想，這麼小的孩子能活下來嗎？但是以陳醫師做事認真的態度，又想，我們一定要努力讓妳活下去。因此她安慰小女嬰的父母親說：「請你們放心，我們一定會盡全力搶救。」

其實這名小女嬰在送到慈濟醫院之前，已經被送到花蓮的其他醫院，大部分醫院都勸女嬰的父母不要救了，就是再努力也養不活。但是，女嬰的父母不想讓這個小生命那麼早離開，就到慈濟醫院來試試看。

一般早產兒體重低於一千五百公克，存活率本來就很低，偏偏這個小妹妹又超級迷你。小女嬰在媽媽的肚裡才三十週，就匆匆「跑」出來；當時女嬰媽媽在家料理家事，沒有預警的感覺胯下一陣溫熱，羊水流了出來。這是女嬰媽媽第一次懷孕，沒有經驗，但很明顯的知道小孩好像要提前出生。這時女嬰父親正好從田裡工作回來，一踏進家門，發現小女嬰已經生出來，一時之間也不知道該如何是好。於是趕緊叫了車，把孩子連同臍帶以及媽媽，火速送到花蓮的醫院。當時那家醫院的急診醫師看了之後說，「太小了，養不活的，而且這邊的人手設備都不夠，放在這邊可能結果不太妙，你們還是送去慈濟醫院看看。」

護士主動捐血 照護女嬰

早產兒因為腦、肺、肝、以及消化器官的功能都還沒有成熟，也無法適當的調節體溫，因此一定要安置在保溫箱內。小女嬰送來時，還有明顯的黃疸以及敗血症等問題，且因肺部發育不好，無法自然呼吸，須接上人工呼吸器。有時候發現小女嬰暫時停止呼吸，還要給予氧氣急救，包括打強心針、心外按摩、人工呼吸等等。因此，照顧她的三班護士們，幾乎隨時用兩隻眼睛盯著小女嬰，二十四小時密切監護她的呼吸、心跳、和身體的狀況。加上小女嬰因為早產無法進食，因此必須打點滴，給予高濃度營養以及水分補充，只是她的血管特別細，打針不容易，有時試了很久還是沒辦法成功，就需要請醫師來進行靜脈切開，才能夠將點滴注入血管內。剛開始的時候，持續的用靜脈營養，慢慢長大後，才改用鼻胃管餵食以及奶瓶餵食。

因為這名早產小女嬰的骨髓發育也還不太正常，為了預防貧血，也要抽血檢查，給予輸血。小嬰孩需要的輸血量很少，不需動用到捐血中心的血，因此嬰兒室裡面有些護士跟她血型相符的，就自動捐血，抽一點點血打到小女嬰的身體裡。對這些護士來講，就好像她們在為這個小女嬰注入新的生命一般。

這樣子細心的呵護，慢慢的，小女嬰的身體狀況慢慢穩定下來，體重也增加了。有一次小女嬰因為腳踝發炎，受傷之後結痂，沒想到結痂脫落後的傷口卻血流不止。陳瑞霞醫師發現這個情形，便用手指頭與紗布一直的壓迫傷口止血，忙了一整晚都沒有睡覺。

陳瑞霞醫師把這名小女嬰當成自己的孩子一般，當小女嬰狀況不好時，不管她有沒有值班，都陪在旁邊，連自己吃飯、睡覺都在嬰兒室。經過四個月的奮鬥，這名被醫護人員暱稱「小歪妹」的慈濟寶寶吳佳玲，終於可以出院回家，體重也從剛來時候的七百七十公克增加到兩千七百公克，已經是一個健康正常的嬰兒。

這個小早產兒被慈濟醫院救活的故事，當時振奮了慈濟醫院上下的人心。因為像這種病危的早產兒，從出生到出院，需要花費很多的心血跟金錢。小歪妹的家庭經濟不好，而慈濟在醫療費用方面給予大幅的減免，父母親在抱著她出院回家的時候，感動得流下眼淚。這個個案不僅展現了醫護人員在慈濟醫院大愛的情懷，同時也充分發揮醫護人員的天職。

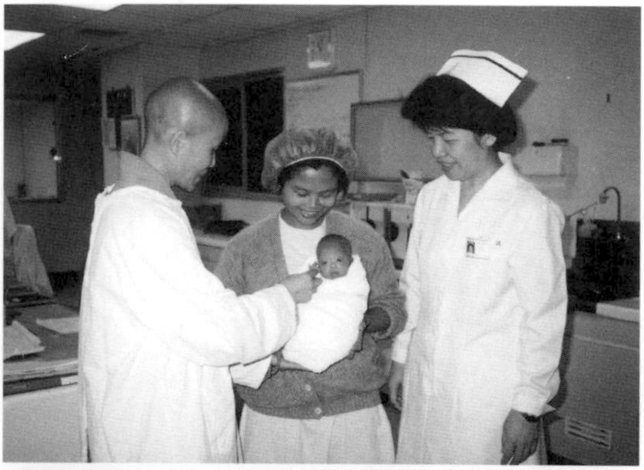

慈濟醫院啟業初期，成功搶救早產兒。

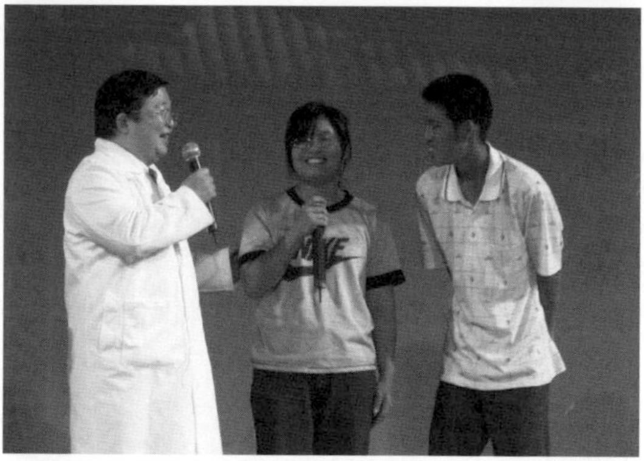

二〇〇六年八月，花蓮慈濟醫院成立二十周年時，啟業初期的早產兒吳佳玲（中）與同是早產兒的弟弟吳青樺（右）蒞臨院慶大會。佳玲說，爸爸還是常常提到當年醫師、護士不眠不休守著她的經過。左為陳英和名譽院長。

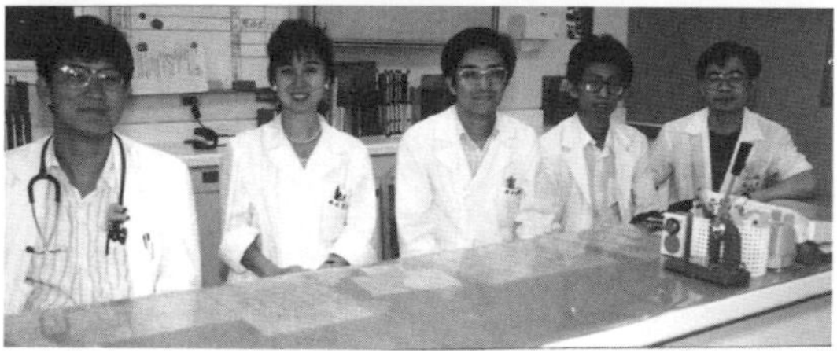

慈濟醫院到第五年時，已具備陣容堅強的小兒科。

寫下半身傳奇　原民少年林傳欽

一九八七年十月，一位十四歲的布農族原住民林傳欽，因為家裡經濟不好，所以到修車廠當學徒。一次修好車要進行測試，老闆叫林傳欽順便開車去丟棄大理石廢棄物，結果他卻不慎遭大理石壓住下半身，經過三個多小時搶救，才被吊車「挖」出來，但他整個人從骨盆以下已被大理石壓碎，造成嚴重的撕裂壓傷，立即被送到花蓮慈濟醫院。林傳欽被送到急診室的時候，已經奄奄一息，除了量不到血壓之外，生命跡象幾乎已經接近於零。

但是生命力堅強的林傳欽，仍然保持著強大的求生意志，在受傷五個小時後，幾乎沒有任何醫療救助的狀況下，由卓溪鄉送到位於花蓮市的慈濟醫院，急診團隊確認他仍維持生命跡象，雖然全身血液幾乎已經流光，受到嚴重創傷的下半身不只是粉碎性骨折，皮膚肌肉也幾乎壞死，開放性的傷口還伴雜著大量的泥沙、草屑及石塊，兩側的股動脈也破裂，兩腳幾乎沒有血液循環……當時在場的急診醫護人員都覺得，這個少年應該是活不下去了，就算發生奇蹟活下來，也一定還有一段艱苦而漫長的路要走。

林傳欽隨即被送到手術房，全身麻醉之後，醫師們先用六十三加侖（約二十三萬八千公升）的生理鹽水一再沖洗傷口。骨科主治醫師陳英和、一般外科、血管外科、以及泌尿外科的醫師則被緊急召喚到開刀房，觀察林傳欽的傷口，以決定接下去的診治工作。腸胃外科醫師接好破碎的腸道後做了一個人工肛門，泌尿科醫師處理泌尿生殖器官……骨科醫師先把右側的股動脈及股靜脈接通，想要救活他的右腿；至於左腿因為血管傷害已經太嚴重，完全無法挽救，因此，結紮了血管之後，便清理破碎的肌肉、表皮，予以截肢。還有已經柔腸寸斷的骨盆腔，只用骨外固定鋼架來維持穩定。

整個緊急手術歷經六小時才完成，搶救林傳欽的過程，共輸血兩萬西西，相當於全身換血四到五次。然而，手術後，問題才開始出現。

接下來的一個月內，由於林傳欽的傷口被重度污染，以及組織壞死造成嚴重的傷口發炎，每天必須由醫師切除身上因為發炎壞死的組織，幾度進入開刀房進行傷口清創手術。因為右下肢血液循環無法改善，雖然在第一次手術中利用血管吻合，讓血液流通，但是因為大腿大量的肌肉表皮以及骨髓的碎裂，依然無法挽回持續發炎及壞死的命運。最後，將右腳由髖關節處整個切除。從此，林傳欽就變成一個只有上半身的少年。

堅強意志 重新找回人生

度過了傷口感染、敗血症、以及大量清創的第一個月，林傳欽終於轉入普通病房，雖然他只剩下上半身，但仍然非常堅強的希望能夠活下去。然而，他大量的下半身傷口無法用剩餘的皮膚來覆蓋，因此造成嚴重程度的感染，以及大量的體液流失，必須要隨時補充體液，並以抗生素治療發炎。而長期導尿也造成尿路感染，使得林傳欽的身體非常虛弱，任何一個

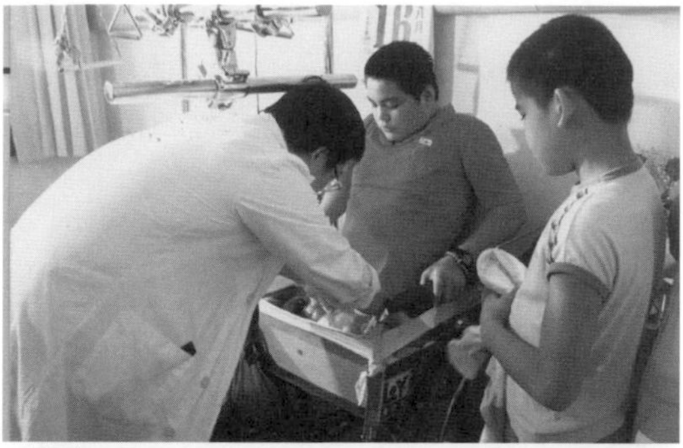

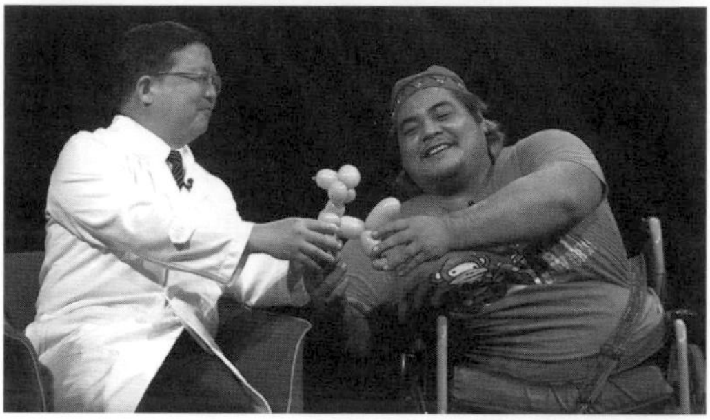

布農族少年林傳欽在陳英和醫師與團隊的奮力搶救下活了下來，也堅強的配合治療。

上：一九八八年八月，陳醫師想到以氣球讓林傳欽可以舒服的立在輪椅車上。

下：三十年過去，林傳欽與陳英和院長相見歡。

不小心，都可能會奪走他年輕的生命。

不論如何，在骨科、整形外科、血管外科、泌尿科醫師的通力合作下，再經過幾次植皮手術、清創、傷口縫合，逐漸改善了全身的狀況。慢慢的，林傳欽開始可以進食，體重回升，身體免疫力也逐漸恢復正常。身上的各種瘻管，也在外科醫師的細心照顧下漸漸恢復。

證嚴法師有一次前往病房探視林傳欽，發現他被吊在病床中間，像一隻魚一樣，無法坐，也無法躺。對證嚴法師來講，這個少年的命運就像東部多數的原住民一樣，因為不得不辛苦工作而遭受傷害，而慈濟就像是他們的守護者一樣，要用愛全心全力的呵護，要讓這個孩子活過來，而且讓他活下去。證嚴法師除了給林傳欽祝福之外，也拜託醫師、護士們一定要用盡全力來照顧他。

經過近一年的醫治及復健後，林傳欽終於出院。出院後，他也再度復學、就業，甚至還用上半身學習游泳，參加殘障比賽，如今已經結婚成家。

這樣的生命意志力，也讓我們見證了，只要有決心、努力、永不放棄，依然可以將一個生命幾乎走到盡頭的年輕生命挽救回來。這也正是慈濟的精神，也是慈濟醫院在東部建院最終的目標。

膽大心細 慈院開腦第一刀

一九八六年八月二十一日，也就是慈濟醫院啟業第五天，急診室接一位車禍的少女徐淑千，送到醫院時，已陷入昏迷。醫護人員在初步檢查後，立即將她送到加護病房觀察。

這是慈濟醫院啟業以來的第一位腦外傷病人，不過當時才啟業，尚未裝妥電腦斷層檢查儀，因此，神經外科蔡瑞章醫師無法藉由電腦斷層檢查診斷，病人腦部是否有出血或挫傷。但是，基於神經外科的天職，他一再到加護病房探視徐小妹，希望盡一切力量救醒她。

腦部外傷可能只是輕微的腦震盪，但也可能有嚴重的腦內出血，通常必須在黃金時間內立即加以開腦引流和止血。一旦手術治療錯過了黃金時間，有時再做手術，也無法挽救受傷的腦組織所造成大量缺血和缺氧，最終導致病人成為植物人的遺憾。因此，蔡瑞章醫師幾乎都在加護病房內，隨時觀察徐小妹的心跳、血壓、以及瞳孔的變化。

蔡醫師是臺大醫學院畢業，在臺大醫院完成腦神經外科專科醫師的訓練後，因為要留在臺大醫院擔任主治醫師，所以在陳楷模主任的安排下，先到慈濟醫院來支援兩年。蔡醫師是臺南人，從小學業表現非常優秀，做事嚴謹，偶爾講些冷笑話，但大部分時間則是非常嚴肅的看待醫療工作，絲毫不馬虎。

在臺大醫院已經執行過數百例腦出血的急診病人，因此蔡醫師從病人臨床所表現出來的徵候，就可以斷定腦內的狀況，對病情瞭若指掌，而仔細的觀察病人的臨床表現及神經徵候，將做為他判斷是否要立即進行開顱手術，引流血腫的重要工作。

當天晚上，徐小妹的情況開始轉壞。蔡醫師注意到，徐小妹的瞳孔已經逐漸放大，四肢肌肉無力，確定顱內已經有明顯的血腫壓迫生命中樞，除非立即開刀，否則將無法救活她的小命。但是，因為沒有電腦斷層檢查以判斷出血處，只能由他的臨床經驗與神經學檢查的判斷來進行手術。蔡醫師與家屬仔細溝通，告知手術的危險性，以及缺乏電腦斷層定位的冒險性，家屬也只能立即同意請醫師幫她開刀。

沒電腦斷層 全憑經驗判斷

開刀房裡隨即進入備戰狀態，因為這是開院以來第一例的開腦手術，護理人員比較沒有經驗，匆匆忙忙的準備各種器械及儀器。徐小妹被推進手術房後，經全身麻醉、安置各種監視儀器，一切準備就緒後，蔡醫師根據判斷，很穩重的劃下第一刀。

當時，蔡醫師判斷應該是右腦內出血，這些出血點可能在腦部下方。於是他剝開病人的頭皮，鋸開右邊的頭蓋骨，當他取出頭蓋骨的時候，鮮紅的血水便從傷口汩汩的流了出來。蔡醫師清除乾淨淤血，並且做好止血的工作，監視器中逐漸看到穩定的心跳以及上升的血壓。他心裡想，救起來了，沒有問題。

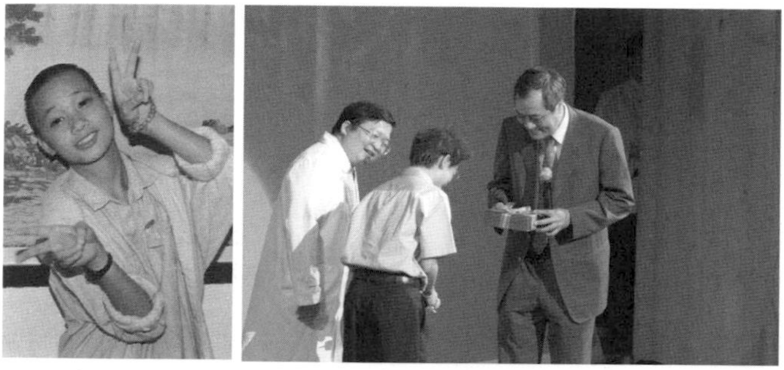

當年腦部手術後康復的徐小妹，在二〇〇六年時特地參加慈濟醫院二十周年院慶，上臺感謝蔡瑞章醫師（右）。

徐小妹的病情在第二天的確好轉，可是到了傍晚，心跳、血壓又逐漸轉壞。蔡醫師看過病人之後，研判不只右邊顱內出血，左腦內可能也受傷。因為沒有電腦斷層做判斷，只好再跟家屬溝通，再一次進行左邊的開腦手術。

果然，在蔡醫師掀起左邊頭蓋骨後，發現左邊腦內也有一大片淤血，他這才鬆了一口氣的說：「原來還有一些血塊躲在這裡，這次真的沒問題了。」於是先把淤血清理乾淨，放好引流管後，蔡醫師再將病人的頭皮縫回去，而為了使病人腦壓不要上升影響到腦組織，因此先把打開的頭骨先埋藏在肚皮下，日後再將頭骨縫回去。

這就是慈濟醫院神經外科的第一刀，在還沒有電腦斷層檢查的診斷之下，由於有蔡瑞章醫師充分的臨床經驗，以及膽大心細的決定，經過兩側顱內清除瘀血的手術，終於幸運的將徐小妹從死亡邊緣拉回來。

蔡醫師後來在慈濟醫院留了三年，救治了許多東部地區腦瘤的病人。如果沒有慈濟醫院腦神經外科這麼有經驗的蔡醫師在這裡診斷，這些病人很可能會因為癌細胞擴散而導致無法醫治。

腦神經外科的手術雖然數量不多，但每一次手術都是在將病人從生死邊緣中拉回來。第一例成功的開腦手術，也奠定了花蓮慈濟醫院在花東地區守護生命、守護健康的重大使命。之後，神經外科也陸續在各種雷射手術以及腦血管手術方面，有相當卓越的進展，使得東部地區有顱內病變的各種腦神經外科病人，可以得到充分的醫療照護。

外科總動員 搶救大教授

一九九二年七月某一天，慈濟醫院外科病房接到一通省立花蓮醫院（現衛福部花蓮醫院）打來的電話，通知我們，有一位臺大外科廖廣義醫師開車到清水斷崖，當他下車觀賞風景時，突然從岩壁上掉落一塊臉盆大的頁岩石塊，就像從高空中掉落一把大刀，從廖醫師的背部切了下去。

廖醫師當場昏迷，呈現呼吸窘迫，顯示有胸內大量出血以及骨折的現象，經救護車送到省立花蓮醫院就近治療。由於該院人手不足，希望慈濟醫院外科同仁緊急支援。接到電話後，當時的外科主任蔡伯文，也是廖廣義教授的學生，立即召集當時的外科醫師，包括趙盛豐、鄭王武、簡守信等人，並通知手術室供應室林智慧阿姨準備開胸的相關器械，立即整裝前往省立花蓮醫院。

在蔡醫師等人到達省立花蓮醫院之前，廖廣義醫師已經被送抵急診，並且立刻轉到開刀房準備手術。因為廖醫師已經呈現休克狀態，身體僵硬、血壓心跳極其微弱。急診醫師在緊急之下為他插管，沒想到太過緊張，氣管內管居然插到食道。從廖醫師受傷昏迷、出血、送到開刀房、插管已經超過半小時。

等到蔡伯文到達手術房，詳細檢查廖醫師的狀況，才發現插管位置不對，因此血氧一直上不來，再緊急重新插管。這三十分鐘的耽擱，如果是一般人早就死在半路上，不過廖醫師年輕時候身體強壯，喜歡打網球，因此心肺功能異於常人，能夠承受大量失血以及血胸所造成的心肺壓迫和缺氧，生命力依舊十分旺盛。

在蔡伯文、趙盛豐等醫師的全力搶救下，找到廖醫師的出血點，清除了淤血，並且縫合嚴重的胸壁撕裂傷。而在這些醫師進行緊急手術的同時，慈濟醫院也廣播，呼籲民眾踴躍捐血，搶救廖醫師。前後共捐得一萬四千西西的B型血液，送到省立花蓮醫院。廖醫師經輸血之後，狀況趨於穩定，手術前後總共花了十個小時，才讓他慢慢的從休克中恢復正常血壓。

手術完成後，廖醫師被轉到慈濟醫院加護病房觀察，在傷口復原後才出院。由於長時間的休克，造成腦部缺血，因此廖醫師出院之後，還有一段很長很長的復健期，從慢慢的走路，慢慢的手指頭運動，恢復到正常可以看診的狀態。

完成大醫院也難救活任務

這個發生在東臺灣的外科手術奇蹟，傳回到臺大醫院，所有外科醫師都嘖嘖稱奇。因為類似的醫療案例，縱使發生在都會區的臺北或是高雄，都不一定能夠救活這麼嚴重胸內出血以及嚴重外傷的病人，更何況是在醫療資源相對缺乏的花蓮。

而且，從廖醫師受傷送到醫院，歷經插管錯誤，以及蔡伯文從慈濟醫院率領同仁趕到省立花蓮醫院開刀房手術的過程，當中耽擱那麼長的時間，居然還能將廖醫師救活，遂成為醫界的一段奇蹟美談。大家除了稱讚廖院長平常練出好身體之外，對於蔡伯文醫師的高超醫術以及精準判斷，也都點頭稱讚。

蔡伯文醫師確實是全臺灣少見的外科手術奇才。從他當一般外科住院醫師開始，在手術房中就經常展露出其精巧的手術，以及細心膽大的外科醫師特質。也因此，許多外科主治醫師都經常希望能有蔡醫師跟刀，因為只要他在旁邊，手術就會更加順利。

不過，蔡醫師在結束臺大醫院總醫師的訓練，到沙烏地阿拉伯中沙醫療團一年後，卻決定來到花蓮服務，倒也讓臺大外科的師長們嚇了一跳。這麼優秀的一個人才，不能讓他留在臺大醫院，確實是一大損失。但是蔡伯文醫師卻有自己的想法，他覺得能到花蓮慈濟醫院服務，在東部成為外科的守護神，比起留在臺大醫院，人生更有意義得多。

雖然蔡伯文醫師最後沒能夠繼續在花蓮慈濟服務，不過他在花蓮工作的十餘年時間，進行的各種肝膽腸胃手術，也開啟了開胸、開心等各種不同高難度的手術，這些都是因他的手術技藝高超才有辦法帶來的結果。而在他擔任外科主任期間，所訓練出的一些年輕醫師，例如李明哲，便傳承了蔡伯文高超的手術技藝及細心對待病人的態度，成為慈濟醫院外科歷史上的一段佳話。

把握黃金時刻 器官移植

二〇〇三年五月某一天，一位住在花蓮等待換肝的病人接到一通電話，告訴他，現在有一個肝臟移植的機會，而他是配對中被選擇的人，有沒有意願？病人想到能進行移植，在回答「我願意」之後，隨即趕往花蓮慈濟醫院登記住院，準備接受肝臟移植。

當時，有一位三十多歲腦死的病人願意器官捐贈。而慈濟醫院負責器官移植團隊的李明哲醫師，在協調員通知病人之後，立刻趕往臺東馬偕醫院，前往摘取肝臟和眼角膜。李明哲趕到臺東，摘取器官後，立刻又趕回花蓮。雖然已經是晚上，但他仍然立刻召集團隊，馬上進開刀房準備手術。當患者進開刀房接受移植手術時，已經是第二天凌晨，換肝手術一直從凌晨進行到當天晚上九點，才大功告成。病人被送進加護病房後，第二天就能自行呼吸，拔除氣管插管，第四天離開加護病房，恢復狀況非常好。

李明哲從花蓮出發到臺東，來回路程將近七個小時，又進入開刀房進行長達十幾個小時的手術。從出發到離開手術房，總共三十多個小時。當移植團隊完成換肝手術後，團隊沒有任何一個人喊苦，因為他們知道，移植醫療工作就是要以自己的時間和生命，投入到病人的生命中，所以大家再累也不會說苦。這是李明哲醫師在二〇〇三年第一例換肝手術成功的歷史，也為東臺灣寫下了外科手術的奇蹟。

一九九一年李明哲從臺北醫學院畢業後，就前往花蓮慈濟醫院擔任住院醫師。當時的主任蔡伯文非常欣賞李醫師的手藝，而李明哲也從蔡伯文主任身上學到，身為一個優質外科醫師應該有的手術技巧和工作態度。李明哲對血管手術有高度興趣，經常為洗腎病人做動靜脈瘻管，因此，與腎友也接觸頻繁，深刻體會洗腎病人的辛苦，也了解換腎是對病友提升生活品質的一線生機，因此，決定要往移植醫學努力。

慈濟醫院自一九八六年創院之後，一九九四年便成立器官移植小組。李明哲前往臺大醫院，在肝膽外科權威李伯皇教授指導下，學習腎臟和肝臟移植。成為專科醫師後，又前往匹茲堡接受世界肝臟移植權威湯姆士史達魯教授的訓練，學習各種臟器移植手術。一九九七年五月，李明哲完成首例腎臟移植手術，並在二〇〇三年二月完成首例肝臟移植手術，旋即於同年五月成功完成第二例肝臟移植手術，病人迄今健康充滿活力。器官移植在東臺灣便從此開始進行，並且迅速發展。

親力親為 不假手他人

當然手術過程並不一定每一次都非常順利，例如第二例肝臟移植手術，李明哲就碰上血管的難題，以及血栓太多的問題，但最後都能夠利用他仔細評估與臨機應變的態度，迅速完成手術，並且讓新的肝臟能在受移植者身上發揮功能。

每次經過冗長的手術之後，李明哲都會留在醫院，一直等到病人甦醒後，才安心回家，有時將近四十個小時都沒有闔眼。然而，手術後第二天，他依然會到醫院先巡視病人，再回家補眠。若是收到器官捐贈的通知，李明哲也都二話不說，立刻飛奔前往摘取器官再回到花蓮，聯絡好病人進行移植手術。因此，每次有器官移植，除了團隊動員之外，他個人也都要花二、三十個小時，無怨無悔的為病人進行移植手術。

對李明哲來講，病人的情況以及辛苦取得的器官，是絕對不允許拖延時間。身為東臺灣當時唯一有能力執行肝臟移植手術的醫師，李明哲這些

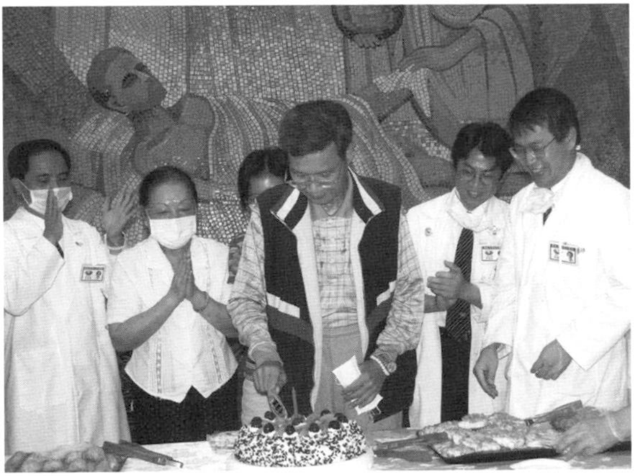

二〇〇三年慈濟醫院第二例肝臟移植患者張文毅（中）出院。右一為現臺北慈院張耀仁副院長、右二為李明哲醫師，左一為現花蓮慈院林欣榮院長，左二為曾文賓院長夫人周翠微。攝影／黃秀花

年來，已經完成相當多的腎臟移植和肝臟移植案例。在他的訓練下，移植團隊中的年輕一輩醫師，也逐漸能夠擔當摘取器官及移植的重要任務。可是李明哲仍然不放棄自己的角色，經常親自為病人進行肝臟移植手術，因為他知道，每一個器官都得之不易。取得器官很辛苦，但如何把這個人家贈送的器官安全的移植到病人的身上，才是決定器官移植是否成功的重要關鍵。每一位病人的移植手術，李明哲都是以最嚴謹的態度在做，因為他知道，只有掌握最關鍵的時刻，才能讓器官發揮生命的功能，就能搶救一條寶貴的生命。

接下來，我要客觀的說一位醫師的故事。緣起是在這本書籌劃撰寫期間，每週三都會固定向證嚴法師報告那一週的工作進度，有一次在我說了幾位醫師的故事之後，他提醒我，自己的故事也應該要說出來讓大家知道，我點頭答應了師父的囑咐。由於我就是本書的作者，下一段故事還是得用「客觀第三者」的角度，來描述這位投入東部泌尿科醫療三十多年的郭漢崇醫師。

治療排尿 從此收放自如

二〇一七年的暑假，在郭漢崇醫師的門診來了一位十二歲的小女孩，由她的媽媽帶著，小女孩身材很高，但是極為瘦弱，一臉羞澀的樣子，問她有什麼問題，她怯生生的說：「我會漏尿。」

後來經過媽媽的說明才知道，原來她是個具有先天性畸形的女孩，生下來就有無肛症，同時也發現尿道完全沒有括約肌，膀胱無法蓄尿，所以從小就必須包著尿布。因此，小女孩也沒有尿路感染的問題，等到小女孩滿週歲，便在臺北某家醫學中心接受小兒外科的治療。那時的小兒外科利用一個試驗性的手術，使用膀胱壁做成一個新的尿道，希望利用新尿道的阻力讓小孩子不要漏尿，同時也做了兩側的輸尿管重建手術。可是手術之後傷口裂開，沒有辦法達到禁尿的目的，從此小女孩還是繼續包著尿布。雖然她的無肛症經過手術後已經恢復正常，但尿液持續外漏的問題，依然困擾著她。

當小女孩開始入學，仍然必須包著尿布，除了要面對同學們異樣的眼光，有時候還成為被取笑的對象。因此，她從小就非常自卑，經常頭低低的，不太敢跟人家講話，更不用說要跟同學們出去玩或是上體育課了。小女孩的媽媽為此帶著女兒到處尋訪小兒外科的醫師，看了十幾家醫學中心，依然沒有辦法改善。大家只是搖搖頭說，等她長大了再說。

小女孩的外婆住在雲林鄉下，為了孫女漏尿的問題，也到處求神問卜。有一天外婆問到當地的帝爺公，獲得指示：「貴人在東方。」因此，媽媽就帶著小女孩，一直在宜蘭、臺北等地區，尋找可以治療女兒的名醫，但問到的結果與治療的結果都是一樣。

這一天，女孩媽媽在學校當老師的同事提起，她的婆婆在花蓮由慈濟醫院的泌尿科郭漢崇醫師手術後，原來的尿失禁都完全好了。小女孩媽媽問起郭醫師是何許人，並且上網搜尋，赫然發現，郭醫師著作等身，而且是世界級的尿失禁治療權威。不只是這樣，在排尿障礙方面還有相當多的研究，數不完的專業經歷，於是她下定決心帶著女兒來花蓮找郭醫師。

全人醫療思考 創新術式

郭漢崇醫師幫小女孩做了膀胱鏡檢查和尿路動力學檢查，發現她的膀胱雖然容量小，但還算正常，並沒有萎縮，但是因為尿道非常鬆弛，因此只要稍微一動，便會漏尿，而且無法儲尿。郭醫師希望小女孩能接受手術治療，一開始先放一條人工吊帶，但是手術時發現，尿道跟陰道之間的間隔，並沒有任何的結締組織可以支撐一條人工的吊帶，所以吊帶會外露，手術容易失敗。

聽到這裡，女孩媽媽告訴郭醫師：「我本來就有心理準備，手術不會成功。」但郭醫師卻認為，只要小女孩的膀胱正常，還是可以用其他方法獲得改善，也希望小女孩在寒假的時候，再來花蓮一趟，那時候一定會為她想辦法解決問題。

郭醫師本想幫小女孩做一個人工膀胱，在肚臍打一個洞，並且把原來的尿道關起來，讓小女孩可以自己導尿而不用包尿布。但是，小女孩雖然可以不用包尿布過生活，終其一生必須帶著導尿管過一輩子，對於逐漸進入青春期的女孩來講，對她的社交生活還是會有很大的影響，郭醫師這個想法就此作罷。但他相信，一定還會有更好的治療方式。

到了寒假，女孩依約前來，郭醫師這時候才想到，如果用她自己的腹直肌筋膜來做為一個吊帶，放在尿道和陰道之間間隔，做為一個尿道的支撐，也許就可以提高尿道的阻力，而讓膀胱可以儲尿。

郭醫師把這個手術方式跟小女孩的媽媽討論了以後，第二天就進行手術。手術的時候其實相當不容易，郭醫師小心的在尿道和陰道之間、很薄的間隔中間，以生理鹽水把它撐開，然後用組織剪小心的剪開間隔。當可以把陰道和尿道分開之後，郭醫師鬆了一口氣，有了一個可以放置筋膜的空間，就可以有效達到增加尿道阻力的目的。於是他從女孩的下腹部取了一塊大約五公分乘兩公分的筋膜，放到這個地方，並且在筋膜的兩端使用尼龍線綁住，之後把尼龍線往下腹部上方提上去，這樣子就可以增加尿道的阻力。

在郭醫師為女孩手術後兩天，拔掉她的尿管時，竟然不再漏尿。更令人訝異的是，原來以為她必須自行導尿，竟然也不需要了，她可以自行排尿而且不必用力。女孩很高興，媽媽更是激動。郭醫師問女孩：「這樣子好嗎？」只見女孩眼裡閃著淚光，依舊低著頭輕聲的說：「很好，可以自己尿尿的感覺真好，這是我從來沒有過的感覺。」女孩非常非常高興，媽媽也認為這是一個奇蹟。

媽媽回想，從女兒出生就帶著四處求醫，每每鼓起希望，卻屢屢受挫。但在這一次的花蓮求醫之行，不但治好女兒的尿失禁，也感受到與眾不同的郭醫師，他那種對於病人永不放棄的心以及高超的醫療技術，深深烙印在她們母女的內心深處。但是，這對郭醫師來講，只不過是他的日常，是他的眾多排尿障礙手術所創造的奇蹟之一而已。

不分假日 視病猶親

郭醫師承諾過證嚴法師，從一九八八到二〇一八年在慈濟服務三十年的約定，讓醫院無後顧之憂，永遠有他做為支持。郭醫師對待病人非常細心，經常一天看病人三到四次，只要他有空，就會到病房看一下，今天有幾個病人，昨天手術的病人是不是都很穩定，該解小便的病人是不是都解得很好，放著引流管的病人，引流管的量有沒有變多，即使是星期六、日，只要他在花蓮，都會到病房探視，令病人非常感動。

郭醫師坦承，其實以前他也曾偷懶，假日沒去看病人。但有一次，有個老病人跟他說：「郭醫師，你昨天星期日沒有來看我，我整天都覺得像孤兒一樣。」這句話讓他十分慚愧，因為他認為當醫師最主要的天職，就是要照顧好病人，尤其是那些信任醫師，放心讓醫師開刀以解決病痛的病人，更應該細心的呵護。「如果可能，我們用五分鐘的時間，可以換得病人二十四小時的快樂與安慰，那不是相當值得的一件事嗎！」

郭漢崇醫師來到花蓮之後，潛心研究排尿障礙，不只是在脊髓損傷、尿失禁、膀胱過動症、間質性膀胱炎與男性下尿路症狀，他都非常用心的幫病人做診斷以及治療，也因為他處處為病人著想，發展出全臺灣最優質的錄影尿動力學檢查，到二〇一八年已經做滿兩萬例，相關論文也發表了

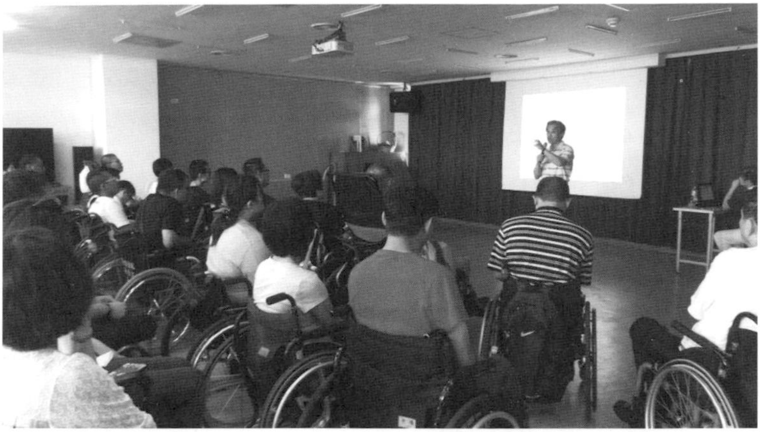

郭漢宗從慈濟醫院啟業開始，就協助脊髓損傷患者處理排尿障礙的問題，至今不輟。

好幾百篇。

郭醫師不但是臺灣功能性泌尿學做得最好的醫師，也是全亞洲數一數二的排尿障礙專家，尤其是在肉毒桿菌素的應用，十幾年來發表了八十幾篇論文，涵蓋各類功能性排尿障礙。因為他的研究成果，也獲得世界知名學術期刊邀約撰寫綜論，甚至擔任客座編輯，成為特別期刊的編輯。許多病人更從網站上發現郭醫師在肉毒桿菌素治療排尿障礙的成果，慕名從海外到花蓮來求醫。

排尿障礙的問題雖不會致命，卻深深困擾著人們的日常生活。由於郭漢宗醫師對於肉毒桿菌素應用在排尿障礙的創新治療，可以讓尿失禁的病人不會漏尿，同時也可以讓尿不出來的病人順利排尿。

郭醫師就像是一位魔術師，在他精準的診斷、精湛的手術技巧下，解決深受排尿之苦的廣大民眾。他也致力於臨床研究，當發現到有些疾病無法用藥物可以完全解決，便思考如何使用新的藥物、新的治療方法，來改善病人的生活品質，而這一切都是以病人為中心為出發點。

行醫初發心 為病人想

對於脊髓損傷病友的關懷，更使得郭醫師發展出膀胱擴大整形術，來解決病人漏尿、腎水腫和反覆發炎的困難。臺灣的脊髓損傷協會也是郭醫師在三十年前協同花蓮慈濟醫院的許多志工和醫護同仁們，一起協助建立，至今郭醫師依然每年到各地進行義診，為全臺灣的脊髓損傷者排尿障礙以及泌尿系統的健康把關。

在脊髓損傷者的眼中，郭醫師是他們的守護神，也是在面臨泌尿系統併發症的時候，第一個想到要求助的對象。而東臺灣的慈濟醫院，正是孕育郭醫師成為一個「超級巨星」的搖籃。

郭醫師回憶，他從臺北來到花蓮，在這邊行醫，在這邊努力，都是一個人，沒有老師可以學習如何照顧病人，他感慨的說：「其實這一切都是要由我們對病人的用心開始，唯有堅持關懷病人的初發心，並且努力以赴，永遠不放棄任何一個機會，始終要以病人的福祉做為最大的考量，這些就可以成就我們未來偉大的志業。」花蓮慈濟的泌尿科排尿障礙治療中心，在東臺灣，乃至於全世界的成就，也算是東臺灣的一大奇蹟。

第二部

人文，慈濟最美的風景

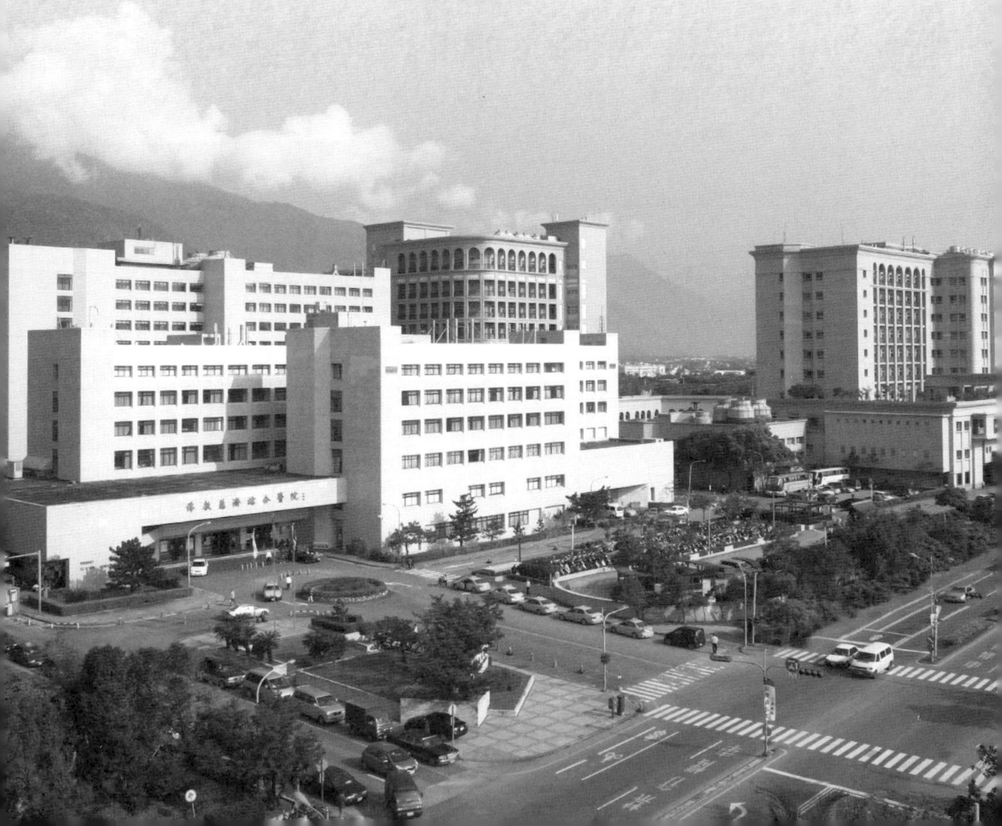

第五章
真心陪伴，無怨無悔

很感恩，還要再次感恩。的確，莫忘那一年，更莫忘那一人。起心動念，都是我們萬事成就的一念間。看著郭教授準備的一張張相片，很多已經在腦海中消失的記憶，真的又從腦細胞裡叫醒了當年的回憶，還有許多的感恩。蓋醫院，蓋好了，就天天去，且每事問，什麼都要問，那是一分人傷我痛，人苦我悲，將心比心，我心中想要解決的是病人的痛，第一要解決病人的苦，第二要解決自己的疑問，所以每事問。總而言之，在那時候，凡事起頭難，總是關心，而且擔心；現在不常去，是已經放心，現在總是事事都感恩。

——釋證嚴

「人文」與「文化」不同。文化，講的是一個人或是一個社會，有關食、衣、住、行、生活習俗、禮儀、工作內容以及所有與生活相關的一些既定規矩；人文，則是注重人與人之間的情感與互動，相互間的關心陪伴、互相扶持、同情等等，屬於人與人之間的情境。

醫院裡有文化，也會有人文，而在醫病之間存在的就是「醫療人文」。證嚴法師所說的醫療人文，不是掛在嘴邊的話，也不只是唱唱歌、比比手語、說一些與文化相關的詞句。醫療人文是存在於人與人之間的情感，我們心靈和周圍的情境。醫療人文是一種愛與關懷，關心我們周圍的人、事、物，所表現出來的一種氛圍。

慈濟醫院是一家「醫學中心」等級的醫院，醫學中心有三個主要任務：服務、教學與研究。這三個任務的主要目標，就是透過服務提供給病人最好的醫療品質和治療結果；藉由研究不斷提升正確的診斷與治療方式，讓病人得到更好的生命與健康；藉由教學，讓所有的醫療工作傳承給下一代，並讓下一代能夠比上一代提供更好的醫療品質。最主要的終極目標，就是要「搶救生命、搶救健康」。

慈濟醫院也是一家由證嚴法師創辦的宗教醫院，法師並沒有將宗教文化放入這個醫院裡面，但是他一直期待，佛教的精神理念應該在這家醫院被發揚光大。佛教講「拔苦予樂」，正是我們在行醫過程當中，最希望達到的終極目標。

「拔苦」是讓病人解除病痛、「予樂」則為病人帶來歡樂，然而「拔苦」容易，「予樂」卻不容易。因為醫護人員經常忙碌於各種醫療工作之中，其實能夠陪伴病人、關懷病人，帶給病人心靈上的安慰並不容易。這個時候，慈濟的志工及精舍常住師父們，就扮演了一個重要角色。法師常說：「你們醫護人員，醫治病人的身體，我來治療他們的心。」這就是慈濟人，在慈濟醫院裡面發揮的最大角色，補足了醫護人員的不足，但也讓在這個醫院就醫的病人，得到心靈上最大的膚慰。

佛教講求「慈、悲、喜、捨」，所謂「大慈無悔、大悲無怨、大喜無憂、大捨無求」，慈悲喜捨的精神在醫院正可發揮得淋漓盡致。在慈濟醫院，充滿各種各樣醫病之間的故事。而醫護人員能夠真心陪伴、細心醫治、用心關懷、潛心研究，這才是醫療人文的極致。

由以下一些醫病之間的故事，以及醫師用心陪伴、勇於承擔、堅守崗位、持之以恆，種種的情境，我們可以體會慈濟醫院裡面最美的醫療人文。這些故事發生得很自然，不是矯情、也不是做作，而是出自於醫護人員發自內心本能似的一種情懷，而這種情懷，正是醫療人文最極致的表現。

家醫科王英偉醫師　心繫病人，為他圓回家夢

有一位五十歲的下咽癌末期病人轉入「心蓮病房」，接近春節過年了，護理人員與他筆談得知，他很想回家看看自己八十多歲的老母親，而

且他這輩子還不曾回家過年。可是他的病情不穩，有機會回家嗎？護理人員將病人的心願在心蓮病房每天的晨會中提出來討論，這時，病房主任王英偉決定要幫助病人完成心願，一方面是病人時間不多了，團隊希望至少能幫他圓這個願。

「心蓮病房」是花蓮慈濟醫院一九九六年成立的安寧病房，慈濟醫院也是花東第一家從事專業安寧療護的醫療院所。其實，要陪癌末病人回家，並不是一件容易的事情。因為病人身體的變化，常常需要準備氧氣和其他醫療設施，萬一在運送過程中發生狀況，是否要急救、是否要做立即的處置，在在都考驗著醫護人員，可是既然要幫病人完成心願，就要做好萬全因應。

王英偉選了一天病人身體狀況比較好的時候，先由護理師協助病人更衣，但是因為沒有申請醫院的專車接送，一向忙碌的王英偉居然自己坐上駕駛座，開了兩個小時的車，送這位病人回家。這是這位病人的第一次，也是最後一次回家過年。當病人返回心蓮病房後，眼神和表情充滿了溫暖，沒有遺憾。病房主任兼主治醫師王英偉充當司機，開了一天的車，讓病人和他的家人團聚後，卻笑笑的說：「因為這部是手排車，大家都不會開，只有我會開，所以我只好開車囉！」王英偉，就是這樣的醫師。

安寧療護的本質

王英偉在花蓮慈濟醫院服務的到職日是一九八九年五月一日，一轉眼也在這裡待了三十年。他是從小在香港長大的孩子，溫和有禮，講了一口廣東腔的國語。因為太太是臺灣人，王英偉的臺語也講得非常好，看不出他是一個香港僑生。

當王英偉就讀臺灣大學醫學系的時候，曾參加服務性社團到許多偏遠山區進行醫療服務，他發現自己的溝通能力有很大進步，而且可以為這些窮鄉僻壤的民眾和小孩解決困難，讓他非常有成就感。畢業之後，他到臺大醫院應徵住院醫師，主考官問他：「你將來要去哪裡工作？」王英偉說：「自己的原則就是，不管到哪個地方，就要在那裡把事情做好，不要有坐這山、望那山的想法。」因此，他當時回答主考官說：「將來完成訓練，我要去花蓮，去東部服務。」也就是因為這樣子的初發心，讓王英偉完成家庭醫學科住院醫師的訓練後，就到慈濟醫院來服務。這三十多年，除了出國進修之外，他還真的沒有長時間離開過臺灣。因為王英偉從念大學開始便離鄉背井，現在臺灣已經成為他的故鄉。

一路走來，王英偉很能體會病人對於家的渴望和期待。談到心蓮病房的病人想要回家的心願，他似乎有點哀傷，「對很多病人來說，回家是很重要的事。家對我們來講，是很重要的地方，我們常說把心蓮病房布置得很溫馨，像家一樣，事實上，從來沒有一個病房會真的像家。既然如此，那至少我們照顧病人時，就要讓病人覺得我們像家人一樣，用心去照顧。」

王英偉可說是臺灣最早期投入安寧療護的家庭醫學科醫師，當年他向證嚴法師說明，希望在慈濟醫院做安寧照顧的想法後，聽取了法師的建議，他們先從居家照顧開始，後來才成立心蓮病房。王英偉甚至還跟慈濟基金會林碧玉副總執行長、杜詩綿院長夫人杜張瑤珍，以及現在慈濟大學護理系的賴惠玲教授等人，一起赴日本考察，參觀好幾家醫院的安寧病房，回來後開始著手規劃。

慈濟醫院的心蓮病房，雖然地處偏遠後山，卻成為安寧療護的典範，就是因為王英偉以安寧精神推廣的全心、全人、全家、全程、全隊的「五全照顧」為依歸，首創醫師與護理人員每天共同開晨會的先例。他認為，護理人員跟病人的互動最多，最了解病人的心，點點滴滴都可以讓醫師參考，來決定對病人的生理及心理上的療護。

在心蓮病房，強調的是整體照顧，必須了解病人的心理和社會的反應。因此，王英偉每天都會要求了解病人的想法？醫護人員有沒有從病人的角度來看事情，有沒有辦法協助病人。這個「以病人為中心」，幫助病人完成心願的照護，才是安寧療護的本質。

王英偉總是設身處地為病人著想，他認為說：「我們要幫助病人將心裡的話講出來。」病人有想法，醫護人員應該盡量去滿足他。有時候病人有些希望，但是不敢講，因為病人覺得自己和醫護是在不對等的情況下，以為自己沒有權力要求。所以王英偉一直希望，心蓮病房的醫護人員一定要讓病人講出他們的期待，我們才能夠盡量去幫病人完成心願。

就像王英偉陪伴病人回家這件事情，對他來講，似乎是件小事情，這只是他在替人設身處地著想的眾多事情之一。事實上，他常常自己去做辛苦的工作，在花蓮慈濟醫院開始到秀林鄉實施偏遠地區醫療提升計畫時，他要到太魯閣內的天祥衛生所看診，就自己開車，繞著山路載醫療團隊去支援。沒有請醫院的司機載，因為他覺得能夠一個人做的事情，就不要再請另外一個人來做，不只浪費人力，也浪費時間。

透過義診扭轉病人命運

因為長年在東部偏鄉部落看診，深刻體會當地民眾的困境，因此王英偉希望能夠進一步增加自己的能力，來幫助偏遠地區的民眾。所以他在花蓮慈院服務一段時間後，便到美國杜蘭大學攻讀熱帶醫學碩士，再繼續取得國際醫療衛生教育的博士。

一九九三年王英偉回到慈濟醫院之後，便沒有再離開過。除了在臺灣偏鄉服務以及心蓮病房的貢獻之外，他還曾經前往海外義診。一九九四年盧安達內亂，需要有懂得熱帶醫學及公共衛生領域的醫師前往支援，王英偉自告奮勇與法國「世界醫師聯盟」（Medecins Du Monde，簡稱M.D.M.）合作，遠赴動盪不安的災區。他在非洲看到難民悲慘的狀況，感觸很深。當然一個人的能力有限，無法幫助太多的災民，因此義診回來之後，王英偉也提供自己的經驗和建議，讓慈濟在其他國家的義診能夠上軌道，而且定期進行義診，成為相當具有規模和制度的義診活動。

王英偉後來也陸續到菲律賓、內蒙古等地義診。他剛開始義診的時候也曾懷疑，這樣子去義診，真的有幫助嗎？真的能夠幫助到需要的人嗎？只有一次的診療，對於需要醫師治療的病人，是不是能夠提供足夠的幫助？

但在經過幾次義診活動之後，王英偉慢慢的了解，也許義診並不是對所有的人都有幫助，但有可能因為這次義診而救了一個人，發現對方有一些問題需要進一步解決。義診就像篩選一樣，幫我們找到一個需要繼續醫療的病人，那就等於救了一條生命；但是對這個病人來講，義診就是百分之百改變命運的機會。在實際參加義診後，王英偉才覺得應該去做這件事，以後只要有義診，只要他有時間，就會到山地偏鄉去服務。他認為，其實義診常常不是服務民眾，而是讓自己獲得最大的成長。

也因為王英偉在心蓮病房以及醫療衛生教育方面的經驗，二〇一六年政府借調他擔任衛生福利部國民健康署署長，借重他的長才為國民健康把

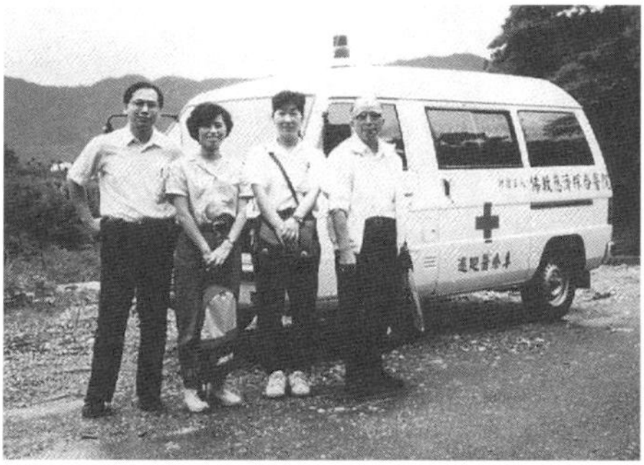

當花蓮慈濟醫院開始到秀林鄉實施偏遠地區醫療提升計畫時，王英偉要到太魯閣內的天祥衛生所看診，他就自己開車，繞著山路，載著醫療團隊去支援。

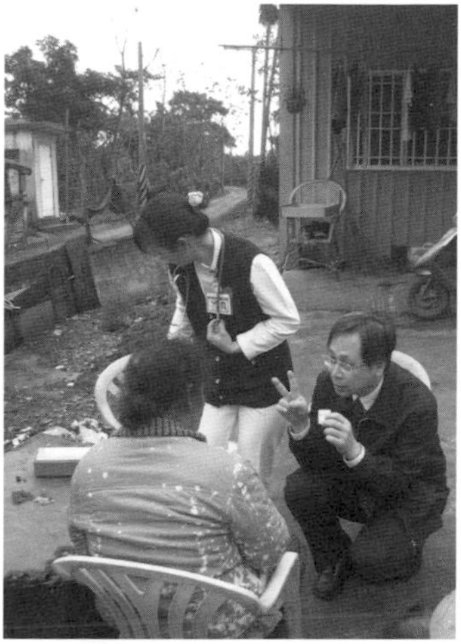

王英偉長年在東部偏鄉部落看診。

關。對於王英偉而言，這是一個難得的機會，可以將平日的理論和以前攻讀博士學位時的一些想法付諸實行。而在臺灣健康照護的政策制定的時候，王英偉也會想到偏鄉醫療以及民眾健康的重要，能夠將有限的資源投注在最重要提升民眾健康的事項。相信在這幾年的政府實務工作上，應該可以讓王英偉年輕時候的夢想付諸實現。

王英偉是家醫科的醫師，家醫科是全人醫療、以病人為中心。對王英偉而言，病人的快樂就是自己的快樂。他對每一位病人的付出，都是很自然的，完全沒有任何做作和矯情。陪伴心蓮病房的病人回家，就是最明顯的例子。所以，王英偉常常在教導醫學生醫學倫理，告訴學生如何成為醫學典範，其實，他自己就是學生眼中最好的醫學典範。

復健科梁忠詔醫師 陪伴家長，守護慢飛天使

獲得臺灣早期療育領域最高榮譽「第十屆早療棕櫚獎」肯定的梁忠詔醫師，現任花蓮慈濟醫院復健科主任，他深耕花東，對於兒童早期療育不遺餘力，多年來帶著早療團隊深入偏鄉，從衛教宣導與義診評估做起，甚至在SARS期間，也曾率領早療團隊遠赴馬祖，為當地的孩子進行評估義診以及衛教宣導。梁忠詔說：「『早期療育』最重視的就是一個『早』字，越早發現問題所在，就可以越早開始接受復健治療，或是可以盡早開始一系列的引導課程。」

家有一個遲緩兒，是家庭很大的負擔。在醫院裡，我們經常看著年輕

的父母親，帶著一個發展遲緩的孩子，緩慢的走在長廊上，小孩子或許是肢體有些障礙，或者是在認知功能上有些障礙，但是他們的父母親總是細心呵護著，帶著這些孩子慢慢的走、慢慢的走，希望他們能走出自己的一片天。其實，每個有遲緩兒的家庭，都曾經歷過非常辛苦的一段歷程，當發現孩子的發展遲緩，以現行的學前教育，並不能夠讓這些孩子跟得上。因此身為遲緩兒的家長們，莫不流光了眼淚，一心只想讓這個孩子能夠跟得上腳步，讓同樣年齡的孩子能夠接納他們一起成長。

梁忠詔小時候得了小兒麻痺，從小走路就一拐一拐的，常常被同學嘲笑，可是不服輸的他，照樣在家裡下田幫忙工作。他從小課業上就表現不凡，一路往上念到高中，並且考上第一志願中山大學醫學系，踏上行醫之路。當年那個曾被嘲笑的小男孩，現在已是花蓮慈濟醫學中心的復健科主任。

因為梁忠詔個性十分好強，不會因為腳不方便而自卑，他總要努力的跟別人一樣，做到正常人做得到的事情。每年慈濟醫院院慶，十公里的精舍路跑，他從不缺席。為了讓自己的腳跟正常小孩一樣，他一直自我鍛鍊，讓自己的體格漸漸強壯，體力也不比一般人差。也因為自己是鄉下出生的小孩，總覺得偏遠地區最需要醫師，所以梁忠詔完成專科醫師訓練之後，當他的老師連倚南教授問：「要不要留在花蓮的醫院服務？」當下他就答應了。

率先投入照顧早療弱勢

梁忠詔在一九九二年底帶著一家人移民到花蓮，也成為當時花東地區唯一的復健科專科醫師。因為他有一些身體上的缺陷，所以總覺得當病人有身心方面的缺陷時，最需要的就是有人在旁邊陪伴。梁忠詔也是早期療育協會的發起人之一，在他的眼中，兒童是弱勢中的弱勢，而發展遲緩的兒童更是弱勢中的弱勢。

有一次梁忠詔親眼看見一個遲緩兒的媽媽，為了帶孩子做不同的治療，在醫院各樓層上下跑。他覺得，醫護人員不應該在定點等病人，而讓行動不便的病人坐著輪椅跑來跑去。他建議應該將語言、物理、職能、心理治療統合在一起，讓兒童在定點接受各種不同的治療，這才是正確的方向。所以梁忠詔於一九九六年在院內成立「兒童發展復健中心」，並設立通報轉介中心以及聯合評估中心，對於困難的個案，也有個管中心，成為當時《兒童福利法》尚未落實前的一大創舉；同年六月一日，他也與院內小兒科郭煌宗醫師共同成立臺灣兒童發展早期療育協會，班底就是院內少少的幾位治療師，不只照顧花蓮，也在全臺灣推廣早療觀念。

由於在花蓮慈濟醫院推動早期療育的成效，政府還借助慈濟醫院的經驗，成立了遲緩兒童的通報轉介中心，向政府通報遲緩兒個案，並且給予發展遲緩兒童證明書及政府補助。使得醫療、教育、社政合而為一，建構了比較完整的體系。

梁忠詔醫師表示，有遲緩兒的家庭比一般家庭承受更多的負擔，身為早療從業人員，應該以家庭為中心，分享更多的愛給他們。因此，梁醫師除了投注在一般復健科的醫療工作之外，也致力於守護這些慢飛天使，希望能夠陪伴這些遲緩兒以及他們的家庭一起成長，把握治療黃金期，就能將遺憾減到最輕。

梁醫師常說：「對待病人，就像對待自己的孩子一樣，能夠讓這些遲緩兒慢慢的能夠做出正確動作，認出我們教育他的詞句，學習到生活上的點點滴滴，就是我最大的快樂。」許多遲緩兒的家長，看到自己小孩能夠正確做出我們預期他做的動作，邁出人生的一大步，莫不熱淚盈眶，感動不已。而在旁邊陪伴著他們的梁忠詔醫師，也覺得非常的欣慰。

投入特教 推「四早」觀念

梁醫師曾經陪伴過一位脊髓損傷的孩子，雖然她從脖子以下全身癱瘓，但好學的病童，在兒童復健中心團隊的協助下努力復健，恢復了一點點手部的功能，讓她能一路完成大學的學業。梁醫師說：「除了父母的陪伴與不放棄，也需要醫師以及職能治療師的幫忙，設計一些輔具，看著她一路走來，雖然很辛苦，但也相當的欣慰。」

為了早療的工作，梁忠詔醫師推動「早期發現、早期診斷、早期治療、早期整合」的「四早」觀念，他也呼籲，從衛教宣導到義診評估開始，希望都能夠持續推動「四早」觀念，讓慢飛天使從就醫到未來就業，都能夠獲得完整的照護。不只是遲緩兒的肢體障礙以及認知功能的障礙的照護，更能夠兼顧整個家庭的心理支持以及醫療上整合照護的觀念。

梁忠詔把自身小兒麻痺的缺陷轉變成為優勢，他認為這是回報父母恩最佳的方法，因為他更能懂得這些幼童的辛苦與處境，以及艱困的未來。不論是成立發展遲緩兒童早期療育協會或是學前特教班的創舉，梁忠詔並沒有做開路先鋒的豪情壯志，所有的初發心，都只是想幫助這群無人問津

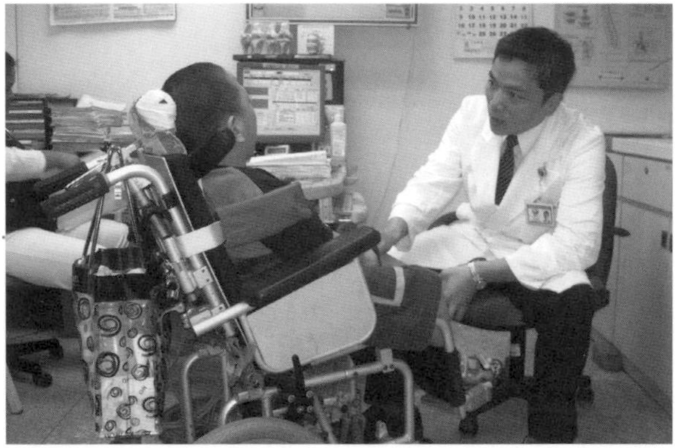

梁忠詔在一九九二年帶著一家移民到花蓮，成為當時花東地區唯一的一位復健專科醫師。

的孩子，為他們未來的路鋪下較為穩健可行的地基。

越早治療這些發展遲緩兒，除了可以得到最好的治療效果之外，其實也可以節省很多的特教資源。走在前頭的梁忠詔醫師，二十多年來不求回報，長期對這些遲緩兒的付出，以及對花東地區發展遲緩兒童早療的貢獻，真是慈濟醫療人文的最佳典範。

梁忠詔認為，復健是一條緩慢而艱辛的路，復健的病人通常不是一、兩天，或一、兩個星期就會好，一路上需要病人與醫護人員長期的互動與信任；而對於遲緩兒，更是永續的復健與照顧。當他看到當年治療的小朋友，已經讀高中了，還會坐著輪椅回來復健科當志工，梁忠詔忍不住眼眶泛紅，他說：

「當醫師只要是對病人有益的事，我們都應該去做，因為幫助了一個病人，就等於幫助了一個家。」梁忠詔醫師願意為病人做一切事，所有的努力都是想到為這個病人，打造一個健康的未來。

神經內科曹汶龍醫師 用童心耐心，照護失智病人

最近在臉書有一則點閱率極高的影片，影片上是一位老先生帶著一位老太太唱童謠：「三輪車，跑得快，上面坐個老太太，要五毛，給一塊，你說……」然後老先生問老太太：「『妳說』，說什麼，『你說』，說什麼……」然後兩人一起唱出答案：「你說奇怪不奇怪。」

影片中的老先生是大林慈濟醫院神經科曹汶龍醫師，老太太是年逾九旬的曹醫師母親。曹醫師的母親已經失智，他一直陪伴著她、照顧著她，平常他會用一些母親熟悉的童謠或故事來提醒她「下面該接什麼話？」母親也順著說出記憶。類似這樣的用心，讓母親的腦部不再繼續惡化，而能

夠隨時記起過去的點點滴滴，家人、朋友、熟悉的故事和地方。

曹汶龍祖籍在大陸江蘇徐州市，一歲的時候，就在爸爸媽媽懷裡顛沛流離的跟著軍隊來到臺灣。他在屏東眷村長大，從小跟著眷村的老人在一起，非常熟悉跟老人相處的方式。國防醫學院畢業後，留在三軍總醫院服務，在三十歲那年被派到英國倫敦大學神經研究院學習一年，回來之後，便留在三軍總醫院服務。

曹汶龍醫師在一九九五年提前退休，在學生林堅熙的邀約下，一九九六年到花蓮慈濟醫院接任神經內科主任。只是曹醫師年事漸高，有了交棒的想法，工作重心逐漸轉為教導學生，以及下鄉服務。雖然在花東海岸的生活非常愉快，可是因為大林慈濟醫院神經內科人手不足，因此二〇一一年，曹汶龍醫師協同科內的傅進華醫師一起到大林慈濟醫院。因應地方的需求，還有母親出現失智徵候，他便一邊照顧母親，也逐漸走入失智症的領域。

走入全臺社區

到了大林慈濟醫院之後，曹汶龍發現在大林所遇到失智症患者，遠比他在臺北和花蓮的嚴重。當初曾經有心在花蓮發展失智症關懷的他，現在到了大林，更加用心。每個星期，曹汶龍在大林慈濟醫院有四個半天看門診，其餘時間幾乎都跟失智症團隊在社區裡忙碌，雲林、嘉義、臺南，甚至高雄，都可以看見他的身影。

二〇一六年曹汶龍醫師曾因為腰部酸痛，接受手術治療，醫師囑咐他要休息一個月，但他休息不到半個月，就又生龍活虎的出門和社區長者們聊天、搏感情。曹醫師非常喜歡到社區跟長輩們聊天喝茶，他穿著白袍走進社區和長輩們握手，感受到長輩們看到他時面帶微笑的表情，每一張臉就跟自己的母親一樣。他總會靜下心來，慢慢的跟這些逐漸失智的老人聊天，老人們也深受感動。

在跟失智症患者家屬的互動當中，曹汶龍也獲得很多的能量和啟發，也積極的規劃未來如何照護失智症患者。陸續在二〇一二年成立「大林慈濟醫院失智症中心」，從大林往南到高雄，往北到彰化和美，陸續開了十多個社區的「記憶保養班」，也到處去講授長照高齡社區關懷；甚至也到日本、馬來西亞吉隆坡等地的世界失智年會發表論文，現今又在長照2.0的政策下，推動嘉義縣東區失智共同照護及社區照顧關懷據點的經營。曹醫師帶領的失智症照顧團隊，提供臺灣西南部全方位的醫療社區服務，讓鄉間、社區的老人得到充分的關懷，有效延緩失智或提早接受治療。

曹汶龍年紀已過七十，也到了會健忘的年紀，雖然這是正常的老化，但他常常用自身的經驗來對照失智長者，他不嫌自己老，反而驕傲的認為逐漸年老的自己，更能體會失智症的狀態，有助於失智症的治療與處置。當年曹汶龍走入神經科，有部分原因是被指派，但回想這四十年來的神經科生涯，他很滿意當初的決定。尤其是從神經內科走入失智症的領域，真正和家屬及病人談心後，更確定自己正做著最有福報的工作。

如今藉由社群網路，曹汶龍樂於分享他與失智母親之間的互動，讓一些失智症家屬們可以從影片中學習，如何有耐心的陪伴失智症老人。像是他的母親喜歡吃花生，曹汶龍就利用剝花生殼、吃花生仁這樣的小動作，反覆的讓母親知道花生要怎麼吃，且用手指剝開花生殼對老人也是一種手指力道訓練。曹醫師還帶母親唱著她熟悉的各種老歌，讓她吃她喜歡的食物……看母親輕鬆的活著，曹汶龍認為這就是一種幸福。

當母親在他的指導下，吃著花生，曹汶龍問她說：「花生好不好吃啊？」母親睜開了大眼，回答他：「好吃啊！當然好吃啊！」我們就聽到了曹汶龍醫師爽朗的笑聲，像個孩子一般，陪母親一起過著幸福快樂的日子；時光彷彿回到了他的童年，年輕的媽媽照顧著那個牙牙學語的曹汶龍。六、七十年過去，當年的小孩反過來陪伴已年邁的母親，母子連心、共同生活、共同對話，那種情感真的令人動容！

喚回失智老母親的記憶

在曹汶龍臉書的另外一篇文章，他寫到，「下雨天、睡覺天，今天下了一整天的雨，母親幾乎也睡了一整天，起來吃飯，胃口也不佳，腦筋就更差了，連我是她兒子都不知道了，反而笑得更可愛。看她晚飯只吃了一點點，我的胃口也沒了，想起做母親的餵孩子吃飯，孩子吃了一兩口，就不吃了，做母親的胃口怎麼會好起來。」天下父母心，天下兒女情，於是曹汶龍有耐心的問母親說：「妳住在哪裡啊？妳從哪裡來啊？妳住在山東哪一縣啊？妳的名字是什麼啊？」用媽媽腦中的過去喚醒記憶，讓她記起自己的所在和名字，還有自己的孩子是誰。當母親在心中慢慢找回熟悉的身影、找回自己曾帶著孩子的那個場景，一個失智症的腦，常常就這樣子活了過來。而她在那短暫時間的記憶裡就有了生活的畫面、孩子童年的畫面，就記起曹汶龍是她的兒子了。

曹醫師認為，必須要有人耐心陪伴罹患失智症的人，如果完全不去理會，把他當作是一個沒有用的人，不願意用時間去陪伴他、照護他、跟他對話，讓他回憶起過去的點點滴滴，讓他接受生活中的各種言語、事物、光影的刺激，那失智症狀就惡化得更快。所以失智症的人，最需要陪伴、需要關懷的，真的就如同幼時被父母呵護著成長的小小孩一樣。

失智退化會讓一個老人回到兒童或幼兒時期，子女也應一點一滴的教導失智老人，慢慢增加他的記憶，讓他盡可能回想起過去的更多片段，這是一種做為孩子的反哺之恩。對父母親的孝道，就在於是否能夠陪伴他們、關懷他們、照護他們，用耐心讓失智的父母親重新回到有意識的狀態。

二〇一六年七月，曹汶龍停掉花蓮慈院的教學門診，全心投入失智症長輩照護領域。他也帶領失智症中心與中正大學、科技部等機構合作，打造適合失智症患者的治療方針。同時也思考引進北部已有部分示範點的「瑞智互助家庭」，期望在多方嘗試下，讓失智照護不只是停留在醫院，而能夠深入社區。

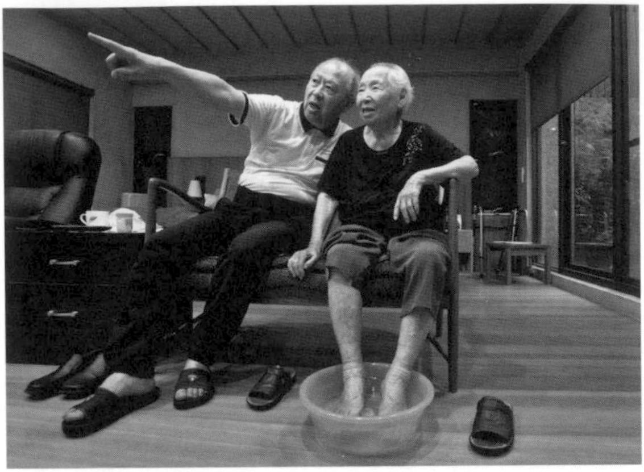
用童心照護陪伴母親的大林慈濟醫院神經內科醫師曹汶龍。

二〇一九年的母親節，曹汶龍在臉書上放了一段他與母親在餐桌上互動的影片，他唱著老母親熟悉的兒歌〈小小羊兒要回家〉、〈母親像月亮一樣〉，讓母親憶起今天是母親節，了解她是媽媽，跟她講話的是兒子，說笑逗趣，母子自然流露的真情感動了許多網友，堪稱現代老萊子。

用身教來教導民眾如何用心、如何照護失智長輩，這就是曹汶龍醫師，一位最有耐心的老醫師，在失智症的領域深耕的神經科醫師。無論病人、家屬有什麼問題，即使一再重複，即使再疑難再籠統他都會耐心傾聽，詳細解答。就像他腰不好，仍然綁著護腰進社區，願當失智症老人及家屬最後的依靠。用心關懷失智症老人，就像他用心照顧失智症的母親一般，這就是慈濟醫院的典範醫師。

第六章

細心醫治，日以繼夜

常言慈濟已經走過半世紀，五十四年了，很期待在師父還在時，能看得到人品典範文史流芳，看看每一個人都是怎麼走過來的，我們當初就是在這一塊醫療荒蕪的沙漠中，點滴匯聚，現在回頭看，已經是一片綠地。《無量義經》內講述的其實就是慈濟的全部，唯有為乾旱地區不斷點滴潤澤，才能讓沙漠土地變成綠地。現在花蓮慈濟醫院已經很有競爭力，發展許多品質提升兼研究的專案，每個人都在不斷提升。以前東部是醫療荒漠，我們在這裡開了一股甘泉，做到了國際間亞洲第一。好醫師不可缺少，個個都是人品典範，值得文史流芳。聽著他們的故事，同時也提醒自己莫忘當年那一念心，很感恩。

——釋證嚴

心臟外科趙盛豐醫師　有情有義的開心團隊

一九八八年七月，趙盛豐跟著學長郭漢崇以及蔡伯文等一行臺大醫師一起來到花蓮，他不只一個人前來，連剛退休的爸爸、媽媽、太太以及七個月大的女兒，也一起到花蓮。那時候的慈濟醫院規模很小，只有兩百五十床，外科醫師就只有蔡伯文、簡守信跟他三個人。當時全院的醫師彼此都熟識，感情也很好，與病人的互動也很好，而那時候的一般外科、心臟外科、胸腔外科，大家都一起協助開刀。

一九八九年二月，趙盛豐跟蔡伯文便在老師洪啟仁教授的指導下，完成了東部地區、也是花蓮慈濟醫院的第一例開心手術。五年後，蔡伯文因為家庭因素離開了花蓮，而趙盛豐仍留了下來。那時候心臟外科沒什麼醫師，他決定做了「一人科」的準備，繼續為花蓮的鄉親服務。幸好一九九五年張比嵩來到花蓮，他本來是胸腔外科的醫師，也是一位負責認真的好醫師，非常好相處。張比嵩看到趙盛豐一個人工作非常孤單，因此在慈濟醫院工作三年後，便申請到臺北振興醫院學習心臟外科手術，訓練兩年後回來，就跟趙盛豐一起擔任起心臟外科的工作，設立體外循環小組，正式成立心臟外科團隊。而在隔年（二〇〇一）七月，完成了第五百例開心手術。

花蓮慈濟醫院的開心手術，從第一例到第五百例，總共花了十二年又五個月的時間，此後心臟外科的病人越來越多，業務也逐漸增加。二〇〇二年，慈濟大學第二屆畢業的張睿智醫師加入心臟外科的行列，而前來心臟外科求診的病人也逐漸增加，每年超過一百例，達到取得心臟外科專科訓練醫師的門檻。因此，在二〇〇四年時，張睿智醫師順利完成所有訓練，取得專科醫師的資格。

二〇〇六年慈濟大學第四屆的鄭伊佐醫師也加入心臟外科團隊，在二〇〇八年獨立進行心臟外科手術並取得專科醫師資格。心臟外科團隊很快的在二〇〇六年完成第一千例手術，二〇一〇年完成第一千五百例、二〇一四年十二月十八日完成第二千例開心手術、二〇一九年完成超過二千五百例開心手術。至此，慈濟醫院心臟外科團隊變成為穩定花東地區心臟外科的守護神。

挑戰體力、壓力破表

其實整個心臟外科的發展過程，十分辛苦。心臟外科手術看似很偉大，但是主刀的醫師心理壓力，卻是十分沉重。每次心臟外科手術結束之後，主刀醫師就會在加護病房待到三更半夜，因為病人手術後容易有變化，所以一定會在加護病房觀察幾天。否則萬一有狀況，病人從病房再回到加護病房處置，經常會來不及。因此，比較有狀況的病人在手術之後，主治醫師經常會坐在加護病房的床邊，看著顯示器上面的心跳跟血壓，一直待到天亮，等到病人穩定後才會回去休息。有時凌晨兩、三點鐘回到家，六、七點可能又因為病人有狀況趕來醫院。這樣子的工作型態，必須家人體恤，妻子不打電話叨擾，默默支持，一個心臟外科的醫師，才能慢慢的成長。

趙盛豐認為，選擇走這一科時，就知道會很辛苦，病人把生命交到你的手上，你就要對他負責。為了應付病人緊急的狀況，趙盛豐必須要保持最佳體力狀態以照護病人，並且要養成能夠隨躺隨睡的習慣，父母及妻子也經常擔心他的身體會吃不消。趙盛豐曾說：「每開一臺刀，我的壓力都很大，要等到病人狀況穩定後，才敢放心回家。」即使是休假日，他也一定要到醫院來看病人，離開醫院都不敢超過三十分鐘的車程，以防病人有突發狀況，能夠即時回醫院處理。

二〇〇二年張睿智醫師進入外科當住院醫師，表明想要投入心臟外科的領域，那時候張比嵩醫師就提醒他：「你不用擔心一個月要值幾天班，因為你是一年三百六十五天，天天都要值班。」等張睿智正式到心臟外科報到的時候，趙盛豐又對他說：「你到心臟外科來，請假的順序有三個，第一是病人、第二是家人、最後才是自己。」

也就是說，走心臟外科一定要以病人為第一優先，家人的事情還可以商量，自己的私事那就不用談了。因此，張睿智白天輪流跟隨趙盛豐及張比嵩兩位老師開刀，擔任助手，其他時間不是在病房照顧病人，就是待在加護病房，觀察剛動完手術的患者，夜裡睡在值班室，更是常有的事情，沒有假期。長年累月，張睿智的頸部與腰部因此受傷，有時候必須帶著頸圈上班及開刀，也甘之如飴，因為他覺得這樣子的努力，自己才會慢慢的成長，手術技巧才會更加純熟。

其實心臟外科的養成之路相當漫長，趙盛豐醫師在張睿智獨自進行手術的時候，經常默默的站在後面看。每一個動作，趙盛豐醫師不講話，就表示手術是正確的，如果一有偏差，趙盛豐便會立即給予修正指導。也就是這樣子，一針一線，趙盛豐與張比嵩兩個人，教導張睿智以及鄭伊佐兩位學生一路成長，成就了慈濟醫院心臟外科的開心團隊。

引進新術式、新技術

想到慈濟醫院創業初期，要開心臟外科的刀，不是蔡伯文主刀、趙盛豐擔任助手，便是趙盛豐主刀、蔡伯文擔任助手。在東部的慈濟醫院，他們兩個人必須互相協助、互相扶持，才能夠順利完成手術。

從心臟瓣膜閉鎖的手術到冠狀動脈繞道手術、瓣膜修補、緊急剝離性主動脈瘤破裂手術、心室中隔缺損修補手術等等，趙盛豐醫師的團隊，持續協助東部地區民眾進行各種心臟外科手術，不論各自執刀或是共同處置，在團隊合作無間下，經歷過各種臨時考驗與困難手術的案例。直到二〇一二年張比嵩醫師生病了，經過治療及休息之後回歸心臟外科團隊，繼續與其他成員共事。心臟外科團隊由一般的開心手術，逐漸推進到「不停跳心臟手術」及往微創領域發展。

二〇一五年六月，有一位中年男子突發心肌急性梗塞，心臟有兩條血管完全阻塞，只剩不到百分之二十的收縮率，病人已經裝上葉克膜，情況相當危急。張睿智醫師為他施行了心臟不停跳的冠狀動脈繞道手術，從大腿至小腿內側取來大隱靜脈進行血管再造，讓血液順利供給心臟，成功的搶回一命。因為當病人心臟損害嚴重的時候，必須緊急動手術，此時如果讓心臟停止跳動，手術後要再跳起會比較困難，因此，年紀大、高危險群心臟損害嚴重的病人，如果做停跳手術，要接人工心肺機，走體外循環系統，容易衍生併發症。如果能用不停跳心臟手術，細細的接縫冠狀動脈血管，手術後心臟復原的情況會比較好。而這些手術其實都是團隊一再仔細的演練模擬狀況，並且選擇適當病例，用心評估之後，才能達到的境界。

最近幾年，心臟外科團隊也加緊使用達文西機器手臂，進行心臟瓣膜手術以及血管繞道手術。心臟外科團隊醫師們並不急著馬上要有很好的成績，他們認為，所有的創新手術都要以病人的安全與性命為最大考量。因此，他們慢慢的演練微創手術，並且藉由大體老師進行模擬手術練習，以小傷口探入心臟內進行冠狀動脈繞道手術、主動脈瓣膜置換，以及二尖瓣

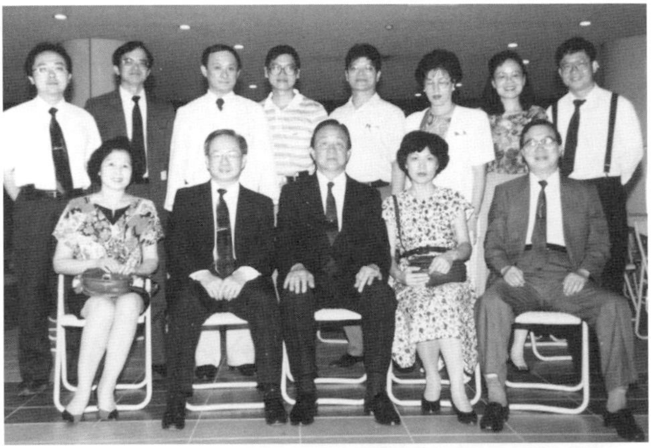

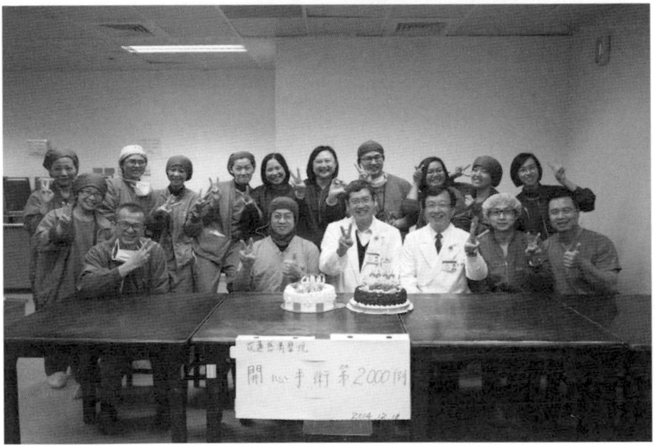

上：一九八八年七月，趙盛豐（後排左四）跟著學長郭漢崇以及蔡伯文等一行臺大醫師來到花蓮。當時外科醫師就只有蔡伯文、簡守信跟趙盛豐三個人。

下：二〇一四年十二月，花蓮慈濟醫院心臟外科終於達成開心兩千例。前排右四為趙盛豐。

膜置換等手術，等到這些新術式練到純熟之後，才會實際用到病人身上。

如今，心臟外科團隊操作達文西機器手臂已經駕輕就熟，選擇適合的病人，一個一個的累積手術經驗。相信在心臟外科團隊這麼樣的用心以及細心的運作後，將來可以順利的讓大部分開心病患接受達文西機器手臂的手術。慈濟醫療人文講求合和互協，花蓮慈院心臟外科團隊這個有情有義開心的團隊，就是最好的典範。

心臟內科王志鴻醫師 獨挑大樑，救心團隊分秒必爭

清晨六點多，陽光開始灑在花東縱谷上，醫院裡病人都還在沉睡當中。有一個穿著白袍，理著平頭，頭髮略顯花白的醫師，正穿梭在各個病房之間，把病人叫醒，詢問他們一些身體的狀況，拿著聽診器，聽聽病人的心跳聲，辨別有沒有雜音，再到護理站翻閱病人的用藥紀錄及過去的病史。他，就是王志鴻醫師。

王志鴻因為前一天晚上門診看到九點多，再也沒有精力去看好幾個昨天照會他的非心臟科病人，所以必須藉著今天早上前往玉里慈濟醫院門診前的一小段時間，趕緊查看病人的病歷，決定是否要做進一步檢查，或開給病人適當的心臟用藥，以緩解病人的問題。

看完了病人，開了處方，王志鴻把照會單報告寫好，已經是七點過一刻，他匆匆忙忙趕到警衛室外，在最後一刻搭上開往玉里的交通車。在車上他閉起眼睛補個眠，順便思考一下今天在玉里慈院可能會遇到幾個老病人，有沒有什麼問題需要在看診完畢之後帶回花蓮慈濟醫院，進一步做心導管檢查或其他治療。

王志鴻醫師永遠都是那麼的忙碌，他在花蓮的日子過得非常充實，也總會把該做的事情在一定的時間內完成，從來不會拖延。因為他知道，心臟病病人常常是不能等的，有時耽擱了半天，病人的狀況就會改變，甚至會錯失救治的時間。

為走近病人馬不停蹄

王志鴻是一個生長在屏東東港的鄉下小孩，從小家庭並不富裕，但是父母親對於小孩的學業相當重視，因此家中出了三個醫師，兩個哥哥都在中南部執業，只有他一個人跑到花蓮。王志鴻大學念的是中國醫藥大學中醫系，畢業後順利取得中醫師執照，也很快的考取西醫執照。基於對醫學常識的熱愛，他深覺西醫對於診療心臟疾病比較積極而且快速，因此在取得西醫執照後，便到國泰醫院心臟科學習，在那裡師承陳炯明院長、邱恆正教授，由於王志鴻努力認真的學習態度，也成為他們的得意門生。

完成總醫師的訓練之後，王志鴻也順利取得心臟內科專科醫師執照，那時候他決定來花蓮慈濟醫院，因為他知道，花東地區非常缺乏心臟科專科醫師。雖然慈濟醫院曾有過心臟科醫師，但是仍缺乏積極的心導管檢查和治療，所以王志鴻決心到花蓮開創自己他的心臟科志業。

一九九一年，王志鴻來到花蓮時，花蓮地區並沒有心導管的設備，他很努力的在國泰醫院老師指導下，設立花東地區第一個心導管檢查室。二十幾年來，他一直守著這個檢查室，只要可以排得下病人，他從不延宕病人檢查的時間。遇到有心血管阻塞，可能就要馬上利用氣球擴張，解除阻塞或是放上支架，讓心血管通暢，讓病人的心臟缺血問題立刻解決。

處事態度積極，所以王志鴻在花蓮行醫二十幾年來，救活了很多病人，也讓很多危急心臟病人不至於因病情惡化，而導致日後心肌衰竭，需要更麻煩的治療。在王志鴻來到花蓮的最初幾年，整個花東地區就只有他一個心臟科醫師，他也知道，如果他離開花蓮，花蓮心臟科的急症病患將無人可以治療，有一些明明可以挽救的生命可能就會因此消逝。所以，在初來花蓮的幾年，他幾乎沒有休假，頂多就是抽空回一趟臺北的家，但只要花蓮這邊一有狀況，立刻搭下一班飛機趕回來。最主要的是，他不忍心看到病人因為沒有醫師而遭到不幸。

就是這樣子的精神，王志鴻的病人越來越多，幾乎多到無法負荷的地步。因此，王志鴻開始改變門診時間，本來是九點到十二點的上午門診，提前到八點，甚至是七點就開始看診，而一個診看下來，常常看到下午三、四點。中午他也不休息，拿著病人送來的麵包、水果裹腹，喝一喝水，馬上又繼續看下一個病人。下午的門診，王志鴻也會從十二點多就開始看，一直看到最後一個病人，看完為止。有時候看診到晚上八、九點還沒吃晚飯，下了診還要去看今天指定照會他的病人。這樣不眠不休的工作，王志鴻絲毫不以為苦。長期的心導管檢查，穿著鉛衣的負擔，也使得王志鴻逐漸顯露駝背的外型，不過他的身體因為小時候訓練得當，還十分的硬朗。

王志鴻在花蓮慈濟醫院服務七、八年後，玉里慈濟醫院啟業，他的服務範圍也開展到玉里慈濟醫院。一九九九年三月玉里慈院啟業時，先由當時花蓮慈濟醫院院長陳英和兼任院長，八月十七日起由王志鴻兼任院長。剛開始王志鴻每星期去一次玉里看診，他從中了解，花蓮中南區的病人要跑一趟花蓮市看病，是花錢又費時間的事，甚至老人家看病要有人陪同，家裡就要有人請假，對於家庭的經濟負擔也十分沉重。自此之後，在花蓮的門診，王志鴻只要看到病人是住在瑞穗以南，就請他們以後就近到玉里慈濟醫院，因為他都會去玉里看診，且每星期至少兩診次。往返花蓮玉里的看診行程，一轉眼也滿二十年了。

到玉里門診常得花費王志鴻一天的時間，早上坐交通車去，因為下午的門診不知道什麼時候才會結束，他就不搭交通車回來，改搭火車。在火車上，他可以稍微休息一下，打個盹，補足精神，回到醫院還必須忙著看看今天有哪些照會他要看的病人，今天看不完的，明天早上一大早，他也一定會補齊。

就是這樣，一大清早在病房，都還沒有醫師走進醫院的時候，就可以看到王志鴻的身影，穿梭在各個病房幫病人檢查、開處方。對他來講，任何一個病人，都是他要細心照顧的對象，而病人無法到花蓮來看診，他就到玉里慈濟醫院幫他們看，他認為這非常的值得！因為搶救生命，不應該因為病人無法就醫就拋棄他們，反而應該把自己的時間給病人，就是這種精神，使得王志鴻在花東地區成為心臟病人的守護神，有他在，很多病人就會感到非常安心。

而這些心臟病人在王志鴻的照顧下，都活得非常健康，他的病人也多到診間都滿出來，王志鴻笑著說：「病人多是我們的福氣，有病人我們就慢慢看，一定要讓每一個病人都能夠得到最滿意的治療結果。」

為救心二十四小時待命

由於王志鴻小時候家境不好，因此特別能夠體諒窮人家的病痛，像是花蓮中區、南區的病人為了看病，還需要負擔一筆為數可觀的車費，不如他南下到玉里慈院看診，就可以減輕病人經濟上的負擔。這種人飢己飢的精神，就是王志鴻的最佳寫照。

王志鴻用自己全部的時間在照顧病人，事實上，也沒有太多的時間再去處理其他事務，但由於他認真負責的態度，讓慈濟醫院更要借重他的長才，處理一些醫院行政事務。王志鴻說：「我們在外面工作，只要老闆希望我們做什麼事，就努力去完成，不要在乎人家的閒言閒語。我不求功名、不求利益，只求能夠把我的病人照顧好。」

我們常常可以看到王志鴻在繁忙的醫療工作之外，還要承擔一些醫院行政事務，以及參與各委員會的會議，他常常利用開會的時間趕快把中飯或是晚飯吃完，一面開會一面吃飯，對他來講，這是一舉兩得的事，一點都不浪費時間。這樣追著時間跑的一個醫師，不僅照顧了病患，也兼顧了醫院的行政工作，完全都沒有因為忙碌行程而打折扣。然而，有時候王志鴻還是會回臺北與妻兒團聚，當他不在花蓮的時間，若病人有問題，總不能老是來回跑。因此，慈濟醫院心臟內科的醫師人數逐漸補足，也有其他的年輕醫師可以分擔工作後，王志鴻便倡議院內要組成一個「救心團隊」。

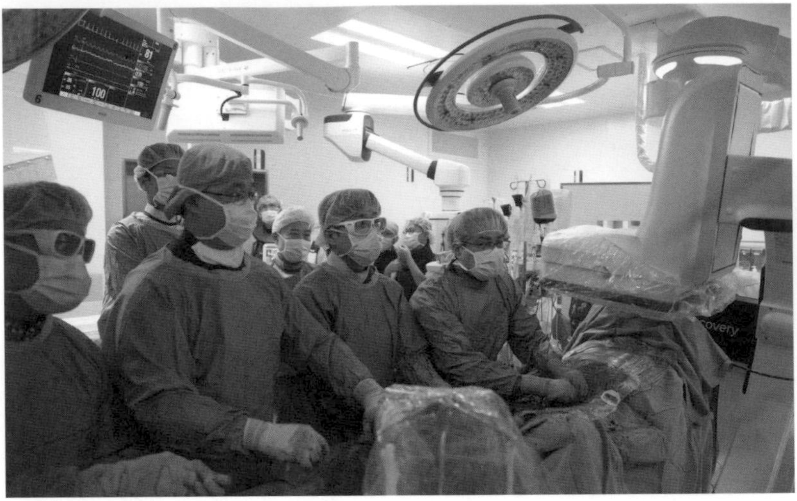

王志鴻（後中）從一九九一年心臟內科只有一人科，到現在心臟內科與心臟外科已能共同於高階整合型手術室救心。

這個救心團隊，就是慈濟醫院的心臟科醫師必須二十四小時隨時待命，幫助病人進行緊急心導管檢查及治療，至今這個救心團隊已經完成數千例的心導管檢查，救治了許多因為急性心肌梗塞必須置放支架，或是進行心血管擴張的手術，讓花東地區有心臟病的居民，不會面臨到立即的生命危險。

很快的，王志鴻來到花蓮慈院已經超過二十五年，他也從一個滿頭黑髮的年輕醫師，變成為白髮蒼蒼的老醫師。雖然背有點駝，但他腰桿仍然挺直，精神仍然和年輕時候一樣，眼神永遠閃爍著銳利的光芒，持續他救心救命的使命任務。

骨科陳英和醫師　不要小看自己，做別人不做的事

花蓮慈濟醫院啟業初期，靠著臺大醫院派遣主治醫師、住院醫師撐住這家剛營運的醫院。當時有一位臺大骨科第五年住院醫師跟他的外科主任陳楷模說：「我願意到花蓮去。」那個人叫做陳英和。他在慈濟醫院的正式報到日期是一九八六年七月一日，比曾文賓院長的八月一日早，是慈濟醫院首位報到的醫師，而醫院的正式開業日是八月十六日。直到今天，陳英和依然在院內忙碌的幫病人做各種各樣的手術。

陳英和在當住院醫師最後一年的時候，決定要來慈濟醫院。那時他心想，到一個偏遠地方當骨科醫師，責任是何等重大！因此，他在臺大醫院最後一年，便努力的把現代骨科醫學的每一個部分，如骨折接合、脊椎修復、關節置換、骨腫瘤等手術，每個都鑽研透徹，希望來到花蓮後，能夠照顧各種骨科病人，不必再讓病人往其他醫院後送。

其實，來到花蓮之前，大概百分之八、九十的骨科手術，陳英和都可

以做得很好，但還有相當多手術是他在臺大醫院時沒有看過，或者還沒接觸過的高難度手術，在他心中有一句話一直提醒著他：「醫師不該圖輕鬆而拒絕難治的病人，而是要承受壓力，努力想怎麼做最好，想得通，就做下去，病人的生命就有機會改觀。」這就是陳英和的座右銘。

他常常覺得，「不要小看自己，因為人有無限的可能」。所以來到花蓮之後，除了例行的骨科手術之外，陳英和也一直在思索，如何開創骨科的新境界，在這當中，當然也包含了精密的顯微手術。最初慈濟醫院還沒有整形外科的時候，遇到斷指接合的工作，他也一肩扛起，努力在顯微鏡下做血管縫合的手術，一直到整形外科簡守信和骨科謝沿淮兩位醫師加入之後，才慢慢的把這項工作交出去。

以病人為師創新手術

在慈濟醫院啟業之初，百廢待舉，很多新進人員都不熟悉醫院的院務，陳英和除了當一個醫師之外，也承擔起總務的工作，協助工務人員把買進來的病床拼裝起來，推到病房區，甚至輸送阿姨不夠，他也會自己推著病人，趕快去照X光或是送到開刀房。像這一類的工作，他都不覺得累，因為只要是對病人有益的事情，自己多做一些沒有什麼不可以。

第四章提及東臺灣醫療奇蹟之一的林傳欽，就是由陳英和擔任主治醫師。陳英和花了很長一段時間，從清洗傷口、切斷骨盆、截肢到縫合缺損的皮膚，都親自一一的去做，甚至每天要為病人清洗幾次傷口，都不以為苦。當病人躺在床上無法坐起，他不斷的想著，如何才能讓脆弱移植的皮膚，不要受到摩擦而潰爛，於是他想到用一些氣球鋪在桶子裡面，借用空氣的壓縮力量，可以減輕傷口的負擔。因此，他便買了一大堆氣球，一個人在家裡慢慢的吹，一個一個的吹，就這樣子拼湊成一個低壓的桶子，讓林傳欽可以直立起來，坐在床上，不需要一直吊在半空中。由此可知，陳英和對於病人的照顧，不只是照顧對方的病灶，連如何讓病人能夠站起來、坐起來，能夠快樂的過日子，都非常的用心。

一九九一年，有一位嚴重僵直性脊椎炎導致駝背的女病人上門求助，這種手術十分困難，必須使用切骨矯正手術，慢慢矯正已經變形彎曲的脊柱。過去這種手術在臺灣都沒有人開過，於是陳英和便查了許多參考文獻，得知這種手術十分艱難，但他想，如果能因此把病人治好，病人的生命就能從此改觀，若沒有達到理想，也會比原來的情況好。因此，他決定要為這位病人動手術。

「我要做到什麼程度？」「手術當中會碰到哪些問題？」手術前，陳英和仔細的思量，自己手繪分解動作圖解，模擬演練，考慮到所有的環節，才大膽下刀。手術之後，這位病人終於能夠抬頭挺胸，直眼視人，這就是陳英和所做第一例的「經椎弓切骨矯正術」。第一個案例成功之後，陸續有許多相關的僵直性脊椎炎病人，從臺灣各地及海外前來花蓮請陳英和診治。病人脊椎彎曲的角度越來越大，使得陳英和必須要分成兩階段，甚至是三階段的手術，才能夠完成讓病人可以直立的目標。至此，陳英和對於這類病人的手術技術更是日益成熟。

其實這些脊椎彎曲的病人，就是俗稱的「駝背」，因為身形變化，在外觀上異於常人，平常都會十分自卑封閉，也通常由於沒有很好的就業機會，大都是屬於社會經濟的弱勢。這些人來到慈濟醫院，並不抱著非常大的期望，但是陳英和把這些病人都當作老師，因為病人們提供他一個可以認真學習、努力以赴的機會，也讓他的手術技藝更加成熟。因此，陳英和對病人都非常親切，視病猶親。

陳英和說：「其實這些病人的心願都很卑微，有的只是期望開完刀後能夠平躺，而不是只能側睡；有的則是希望能夠抬頭看人，視角不再往後垂；甚至有人會說，想在大限來臨的時候，至少要能擺得進去。」因此，不管再困難的個案，他都會努力克服，全力以赴。也因為陳英和完成了這麼多困難的手術，因此成為國際間相當有名氣的醫師，他把這些案例撰寫成論文發表，這些成果也被許多骨科教科書引用，成為主要的內容。

病人感恩成為大體老師

陳英和做這些手術時，每個動作都是小心翼翼、步步為營，私毫不敢大意。在這類手術當中，其實脊椎旁邊神經血管相當多，要將椎骨切除再重新固定，經常會造成神經或血管的傷害。手術過程中，也經常要有神經學的監測以及血壓、心跳的密切追蹤，只要稍有不慎，可能就會影響到病人的生命安全。因此每次手術，往往需要耗費十幾個小時冗長的時間，陳英和都會很有耐心的慢慢做，因為他知道，正在完成的不只是一個困難的手術，而是要翻轉病人的人生，讓這個病人未來能夠頂天立地，成為一個堂堂正正的人。

陳英和照顧病人，就像照顧自己的親人一樣。一九八九年底到一九九〇年初期間，有一位病人因車禍導致腳跟被碾碎，送至臺東的醫院診斷要截肢，而轉送花蓮找陳英和治療。手術後等待傷口復原的期間，陳英和認為不能靠細菌培養來看傷口的乾淨程度，因為這種開放性傷口怎麼培養都會有細菌，於是他彎身直接用鼻子聞病人的腳跟部位。

這個動作對一般人來講避之唯恐不及，但陳英和卻說：「我只知道，用聞的，我可以從味道來判斷，如果聞起來夠乾淨，表示我可以再進行第二階段的重建手術了。」聞到令自己放心的味道後，他開開心心的幫病人動手術接血管、移植骨頭重建腳跟，病人從此可以如常走路。而陳英和不以為意的小動作，卻意外感動了這位病人簡高月，她出院回到臺東後，便投入慈濟加入助人行列，在二〇〇九年更完成遺願，成為慈濟大學模擬手術大體老師。

開枝散葉，傳承醫術

陳英和幼年成長於雲嘉南鄉間，父親是臺南永康糖廠員工，母親是小學老師，因為成長背景的緣故，讓陳英和對弱勢民眾特別有感觸。當他在花蓮行醫的時候，看到來自雲嘉南地區的同鄉，都會覺得特別親切，了解對方住在哪裡？在做什麼？對於長輩也會特別關心。這種親切的態度，讓病人感到十分溫暖，也讓陳英和培養的許多年輕醫師特別感動，因為看著老師如此對待病人，做學生的也都會跟著老師的腳步去做。

三十幾年來，陳英和教出來的一些骨科醫師，已經開枝散葉，分別在大林、臺北、臺中、甚至玉里、關山各個慈濟醫院，甚至在其他的教學醫院中，成為相當傑出的骨科醫師，也可以獨力完成陳英和教他們所做的脊柱彎曲手術，讓臺灣一些駝背的病人都可順利完成手術。

陳英和來到慈濟三十五年，如今已屆退休之齡，但是他仍奔波於花蓮、臺北兩地診治病人、為病人開刀。對他來講，能夠讓每一個需要他的病人都得到最好的手術結果，就是最心滿意足的時候。雖年事漸長，陳英和還是繼續做這些艱難的手術，反而把一些簡單的骨科手術，或是脊椎手術介紹給學生去做。因為他認為，越是難度高的手術越具有挑戰性，而越是困難，別人不要做的手術，他願意一肩挑起，更期望學生後輩能夠超越自己，老師並不一定每樣都要勝過學生，同樣的，學生也不必自我設限，有好的發想和創意手術，照樣能贏得過老師。有一天，當陳英和發現學生在各種手術都贏過他的時候，自然就是他要退休的日子。

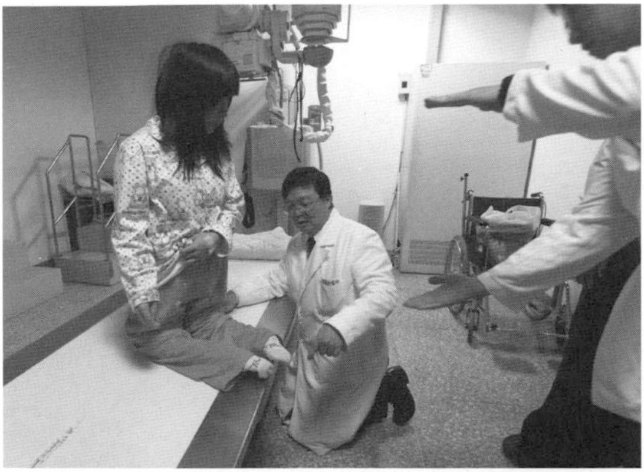

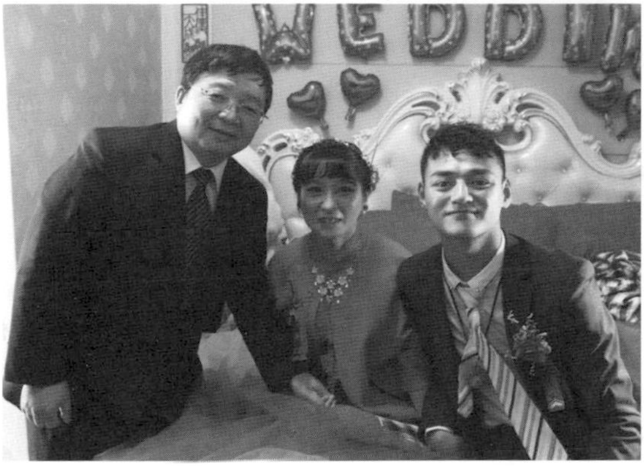

陳英和院長在慈濟醫院一再創造醫療奇蹟。圖為先天性雙膝反曲的廈門女孩團治，經過陳英和七次手術治療，已能腳踏實地，回到廈門後覓得良緣，連結婚後的待產期間，「陳爸爸」也時刻為她的健康把關，直到順利產子才放下心來。

第七章 用心關懷，視病猶親

人，最寶貴的是能有「志」，不能沒有心願、志願，不能沒有人生的目標，而大家要有志一同，好幾位好醫師，都是一心一志來到花蓮，「善利用生命」！生命就在分秒中，生命如時鐘一樣，所以我天天都在數秒，但是不守秒。不守秒，就是忘記了秒，每天都有八萬六千四百秒，這八萬多秒，總是在瞬間過去，但是瞬間的那一念，不能讓它斷掉，念念連結，就是志願。每一位好醫生都是這樣守住志願，守住我們要負起的責任、我們的使命，這些都能讓後來的醫生記得醫病情，因為病人需要的是醫生對病人的溫度，有溫度，有溫度的情，才是典範。

——釋證嚴

神經內科劉安邦醫師 面對未知，陪病人把握當下

神經內科是一個很特別的科系，因為這一科所處理的病人，常常是一些不常見的疾病，有時候診斷並不容易，醫師必須透過許多電生理學、影像學甚至血液、血清或者基因的檢測，才能慢慢摸索出病人的問題所在。但是檢查出來之後，卻往往沒有藥物可以治療，最多只能減緩症狀或是復健治療。許多神經退化性疾病，目前尚無有效的治療方法，小腦萎縮症就是其中一種，這個疾病的原因很多，發病的年齡也各有不同，有些在小時候發病，也有些病人到成年之後症狀才慢慢明顯；有些病人有家族史，有些則為偶發型。因為小腦萎縮，使得肢體平衡和步態受到影響，因此患者常常沒有辦法正常的行走，嚴重時連吃飯、洗澡、講話都會相當困難。

做為一個神經科醫師，常常對挑戰未知診斷與治療的神經系疾病充滿憧憬與熱情，希望藉著自己的學識與研究，幫助病人解決問題，花蓮慈濟醫院神經科劉安邦醫師就是其中一位。神經科醫師對於自己的業績，通常

不太在意，因為沒有太多可以賺錢的檢查或治療可以做，可是他們所治療的患者，卻又偏偏是最弱勢的一群人。這些病人不只是在肢體上弱勢，在生活上、工作上也會慢慢的被邊緣化，在心理上也受到極大影響。這個時候，神經科醫師就扮演了一個守護者的角色，陪伴著病人，讓他們能夠安心的生活下去，去面對生理、心理以及社會上所要面對的重重難關。

束手無策的罕見病

有一位六十幾歲的楊先生，獨居在花蓮吉安鄉山腳下的農場裡。他八歲的時候經常發高燒，父母帶他去打過退燒針之後，沒有多的錢再繼續帶他就醫，爾後，他慢慢的走路變得不穩，經常跌倒。因為身體傾斜抖動，一直無法學會騎腳踏車，小時候常常被家人誤以為是偷懶，不願意幫助做家事，而被兄長用扁擔毆打。

一九八六年，花蓮有了慈濟醫院後，當時三十出頭的楊先生前來看診檢查，第一次從醫師口中聽到，自己罹患了罕見的「小腦萎縮症」。雖然醫師告訴他，小腦萎縮症是不治之症，但他仍然勇敢的務農養活自己，用踉蹌的步伐在田間耕耘，別人一個小時的工作，他要花半天甚至更久才會做完，可是他種的蔬菜、花卉都長得很好。在田園間跌倒無數次又站起來無數次，這種精神使得他被稱為「不倒翁農夫」，或是「跌倒花王」。

楊先生努力經營農場的消息逐漸傳了開來，他種的玫瑰花、蔬菜、水果……，品質都相當好。因為他認為，給植物喝乾淨的泉水，在田邊唱歌陪著它們長大，跟它們說話，具有生命的農作物接收到愛和真心，就會長得漂亮，這些都是楊先生從土地的生息和作物滋長中學來的智慧。

楊先生很早就是慈濟醫院神經科的病人，在經過一連串詳細的檢查後，劉安邦醫師確定楊先生屬於非典型的小腦萎縮症患者，發病得很早，但是病程進展較為緩慢。有一次劉安邦在醫院辦了一場國際研討會，邀請美國專門研究小腦萎縮症的教授前來演講，他還特別帶這位教授去看楊先生，看有沒有什麼新的療法與建議。可是這位美國教授看了之後，還是搖搖頭，因為到現在還是沒有太好的治療建議。

得知楊先生克服肢體上的困難，努力的下田耕作，並且用心照顧所種的菜蔬，劉安邦便帶著全家前去幫忙種菜，更主動幫楊先生上網賣菜、經營市民農園。劉安邦說：「幫楊先生賣菜，不是為了要濟貧，而是當你看到一個行動能力極為受限的病人，仍然努力的去耕作，他的付出不是為了金錢，而是為了與大家分享他那一分努力不懈的精神。」

有一次楊先生的萵苣豐收了，因為沒有通路，不知如何銷售，眼看著就要過熟不能食用。劉安邦心想，如何才能幫忙把這些萵苣銷售出去，於是想到醫院的同心圓餐廳，他先載了一車的萵苣交給負責提供醫院同仁三餐的同心圓餐廳，賣了七百元。當他把錢交給楊先生之後，楊先生卻從口袋裡掏出三張皺皺的佰元紙鈔，請劉安邦連同賣菜的錢一起捐出去。劉安邦深受感動，自己也拿一些錢一起捐出。

楊先生的生活過得並不富裕，但在自己能力所及的範圍內還是想要幫助別人，這種情懷讓劉安邦深受感動，他認為：「我們不是去幫忙他，而是去跟他學習，雖然他在經濟上是拮据的，在肉體上是被限制的，但是精神上的收穫是富足的。他奔放的熱情，不因生理的障礙而被禁錮，即使他總是說沒有錢，希望我幫他賣菜。但是賣菜的目的，並不是要賺很多錢，而是不想讓好好生長的菜沒有人買而壞掉，暴殄天地的恩賜。」所以當楊先生跟劉安邦說，他有菜賣不掉時，劉安邦就開始主動的上網幫忙促銷，後來包括大愛電視臺東部新聞中心、慈濟大學、慈濟醫院的同仁，都開始主動向楊先生買菜。他也願意開放自己的肥沃的土地，給希望體驗農事的朋友們承租，讓每個人都能夠體驗親近土地的快樂。

劉安邦和他的家人從此就常常藉著學習插秧、插枝、學做堆肥的機會去探視楊先生。劉安邦看到楊先生身體這麼不舒服，卻沒有聽他抱怨過，總是笑臉迎人，努力的過日子，彷彿生病的不是他，真的讓人非常佩服！

劉安邦很想帶一些因為小毛病就哀聲嘆氣、到處求醫的病人，來看看楊先生是如何過日子，如何面對身體殘疾與珍視生命。由於楊先生的啟發，劉安邦也逐漸養成把握當下的人生觀。

保有一顆熱情研究的心

劉安邦說：「人生在世也不過就是幾十個寒暑，你能用的時間就只有這麼長，為什麼我們常常要浪費在未知，而且不可改變的未來，虛度光陰、自怨自艾？我們看到楊先生的病情已經非常嚴重，但他依然緊緊的把握住那能用的一點點生命和時間，讓生命的能量發揮到極致，這是非常值得我們學習的地方。」

劉安邦在臺大醫院完成住院醫師訓練後，於一九九二年七月來到花蓮慈濟醫院擔任神經科總醫師，再升任主治醫師。他是一個很有想法，也蠻有個性的醫師，對於疑難雜症或病情嚴重的病人，會很有耐心的為他們安排各種必要的檢查，給予適當的治療，最重要的是，劉安邦會花很多時間跟患者把病情解釋清楚，讓病人了解到底自己身體出了什麼問題，要如何治療與面對。

為了要解開一些神經性罕見疾病之謎，劉安邦還曾經遠赴加拿大麥克基爾大學進修兩年，學習基因檢測與基因治療的方法。回來之後，他一個人以土法煉鋼的精神，建立實驗室，每年辛苦做一些研究，雖然比不上在國內外的研究團隊，但他仍然樂此不疲。因為他總覺得，無論如何我們都要保有一顆研究的心，為消除病人的病痛而努力。

在認識、了解楊先生對於生命的態度後，劉安邦對生命也多了一些反思。劉安邦一再強調，楊先生不是他的病人，而是他的老師，幫忙楊先生賣菜並不是什麼值得說嘴的事情，是楊先生讓他體認到如何發揮生命的良能。

劉安邦說：「想像一下，在一個風雨如晦的清晨醒來，你是要被窩裡

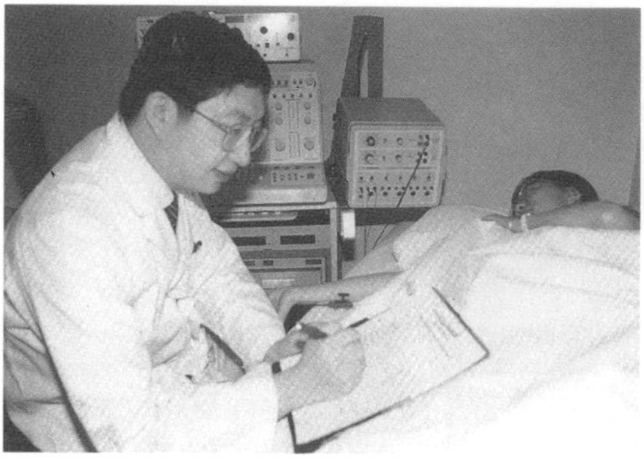

劉安邦從總醫師結束之後，就來到花蓮慈濟醫院擔任神經科主治醫師。

繼續等待那不一定會到來的晴朗天空，還是趁著熹微的晨光起來做一點事情？如果只是不斷的在等待，那生命很可能就這樣被蹉跎了。」把握當下、立刻去做，劉安邦不斷用這句話鼓勵自己，他也常常用這句話來勉勵病人，不要因為疾病改變我們對生命的信念和熱情，而是要勇敢的活下去，把握還有生命的每一段時間，讓生命發揮最大的光輝。

小兒科陳瑞霞醫師　勇於承擔的媽媽醫師

花蓮慈濟醫院啟業第四個月，一九八六年十一月，有一位從菲律賓大學畢業的醫師前來報到，她是慈濟醫院啟業以來的第一位小兒科醫師，名字叫陳瑞霞。陳瑞霞在菲律賓長大，她的阿嬤是一位虔誠佛教徒，經常從菲律賓來臺灣禮佛求法，因而認識了慈濟。阿嬤曾有機會與證嚴法師晤談，得知慈濟在籌建醫院，言談間，提起自己的孫女正在菲律賓念醫學院，而且即將畢業。阿嬤回到菲律賓之後，便不斷鼓勵的孫女陳瑞霞，在學成之後到臺灣的佛教慈濟綜合醫院服務。

陳瑞霞雖然信奉天主教，讀書行事也有自己的定見，但是因為跟阿嬤感情很好，不忍心違背阿嬤的心意，畢業之後就在母親的陪同之下，來到臺灣花蓮慈濟醫院服務，到現在已經超過三十年。

在慈濟醫院內部的刊物裡面，可以看到有一位頂著一頭蓬鬆的頭髮，配上具有福相的雙頰的一位女醫師，左擁右抱著一對尚未分割的菲律賓連體女嬰慈愛和慈恩的照片。她的臉上洋溢著慈祥的微笑和和煦的光輝，好像是一個母親，抱著剛出生不久的一對小娃兒，她就是陳瑞霞。

有愛無聲 盡力做好事

陳瑞霞在小兒科是一個有愛無聲的守護者，因為她並沒有在臺灣受過小兒科的訓練，因此她總覺得一切都在學習。她總是穿著白袍，準時到達門診，如果輪到她值班，都會很準時在急診室等待病人。

慈濟醫院剛啟業的時候，很難找到小兒科醫師，因為大部分小兒科醫師都出去開業，除了對於學術有興趣的醫師之外，大部分都可以在自己的診所內輕易的執行業務，很少人願意到大醫院擔任主治醫師，甚至在急診，更難看得到小兒科醫師的蹤影。因此，在花蓮慈濟醫院啟業時，只有一、兩位退休的小兒科醫師，不過這些醫師並沒有處理緊急醫療的能力，因此常常看到急診有小兒科病人，就叫病人趕快離開到別的醫院去。

還好臺大醫院小兒科主任派了科內的住院醫師前來支援，但是人手依然不足。病房、小兒加護病房、以及急診三頭燒，需要的人力經常不夠。這個時候，陳瑞霞都會不辭辛勞的在三個地方穿梭，哪裡需要她，她就立刻報到，而且在每個地方都盡力做好她該做的事情。

醫院啟業初期照顧的七百七十克早產兒小歪妹（詳見第四章東臺灣醫療奇蹟之一），就是由陳瑞霞負責照顧。她為了這個早產兒，曾經整夜留守在病房內，累了就趴在保溫箱旁邊守護著，聽著小歪妹的心跳、看著小歪妹的血壓，一刻都不敢休息。陳瑞霞總是做得多、說得少，一起照顧早產兒的護理人員，看著陳瑞霞這麼辛苦，她們也陪著陳醫師一起照顧這位早產兒。

在那個沒有全民健保的年代，陳瑞霞曾經照顧過一個被稱為「百萬娃娃」的小病友。小娃娃天生心肺功能嚴重不全，每天治療所需的醫療費用就高達一、兩萬元。小娃娃自從生病以來，在醫院裡面所花費的治療費用，就已經超過百萬元，那時候身邊許多醫師都勸陳瑞霞不要再救了，但是陳瑞霞卻獨排眾議，堅持照護到最後一刻。雖然這個「百萬娃娃」終究因為心臟衰竭而往生，但陳瑞霞堅持照顧、努力不懈的精神，依然感動了科內所有的同仁。

醫護同仁們常常稱陳瑞霞為「陳阿姨」，她也有著照顧後進的大姐風範。陳醫師一個人住在花蓮，她平日很照顧科內的護理人員，也常常在週末開著自己的車，載病房裡的護理人員，尤其是新進的小護士們出去玩，以鬆弛她們緊張的情緒與壓力，因此培養出情比姊妹深的感情，共同迎接每一次的挑戰。

在花蓮慈濟醫院小兒科啟用後，其實從花東地區送來的一些危急病童，尤其是新生兒很多，讓人力本就不足的小兒科面臨很多次的挑戰。不管是在病房急救病人，或是在小兒加護病房照護不足月的早產兒，護理人員總是跟陳瑞霞並肩作戰，共同照護這些新生兒，讓他們活下去，讓他們有機會長大。

陳瑞霞醫師回憶當時，她認為這些護理人員才剛畢業就進醫院工作，其實不懂的地方很多，她說：「我自己其實也才當上主治醫師沒幾年，經驗也還不足，但因為大家都是外地來的，卻同樣為了花蓮的民眾、為了花蓮慈濟醫院小兒科的病人而努力。所以我們必須要有融洽的氣氛，才能夠彼此一條心，共同提升照護的品質。」

深情守護　菲籍連體嬰

二〇〇三年，花蓮慈院的小兒科面臨一大挑戰：照護一對從菲律賓來進行分割手術的連體嬰「慈愛」與「慈恩」。小兒科的護理團隊與陳瑞霞，一起創造出辛苦又甜蜜的永恆回憶，在她們悉心的照料下，慈愛與慈恩終於平安「獨立」，並且沒有太多的併發症發生。為了記錄首例分割手術，小兒科團隊製作了一本回憶錄，從封面到內頁，都是小兒科的醫師和護理同仁們親筆書寫，甚至親手描繪每一個過程。

每一個照顧過連體嬰的醫師、護理師，都用小娃娃的叔叔或阿姨自居，一一寫下祝福著寶貝的話語。而為了要讓媽媽瑪莉塔也看得懂，貼心的陳瑞霞特地將所有文字都翻譯成菲律賓語，書寫在旁邊，成為一本中菲對照的回憶錄。其實在整本的回憶錄裡，寫下最多心情點滴的就是陳瑞霞醫師。圍繞著裁剪過的照片，行行對齊的工整書寫體，字裡行間都可以看到她對連體嬰的關愛和疼惜。

在連體嬰住院期間，因為媽媽瑪莉塔不諳英語，且是菲律賓的原住民，幸好有同樣來自菲律賓的陳瑞霞醫師，自願承擔起翻譯與衛教的工作。麻醉手術同意書的說明、病情進展與照護的要領，陳瑞霞都一手包辦，甚至下班後也持續關懷她們母女的生活起居等等。

陳瑞霞除了貼心的幫這一家母女準備日常用品，也自掏腰包為她們添購適合季節的衣物，買一些小玩具給小朋友解悶。擔心瑪莉塔吃不習慣臺灣的食物，她特地情商好友陳岩碧醫師家裡的看護，幫忙烹煮菲律賓家鄉味的料理給瑪莉塔，一解其思鄉之苦。

這些溫馨的小動作，讓獨自帶著一對連體嬰飄洋過海、語言不通、人生地不熟的瑪莉塔，倍感窩心。陳瑞霞醫師這種對於病人及其家屬無私的關愛與付出，更讓瑪莉塔刻骨銘心。也相信這個家庭所有的成員，對於花蓮慈濟醫院最深的印象，除了完成連體嬰分割手術之外，應該還有一個像家人一般，一直在照護著她們的陳瑞霞醫師。

二〇一〇年，花蓮慈院為另外一對菲籍臀部連體嬰「玫瑰姊妹」進行分割，陳瑞霞雖然不是主治醫師，但是她就像對待慈愛與慈恩一般，去照顧這兩個連體嬰姊妹，默默的陪伴在這對姊妹的母親愛米莉身旁。陳瑞霞總是會在病房看完所有的病人之後，再特地回到玫瑰姊妹的床邊看看，幾乎每天都去，也陪愛米莉說說話，鼓勵她們，用深情來支持著她。

二〇一一年，兩對菲籍雙胞胎返臺慶賀慈濟醫院二十五歲生日時，細心的陳瑞霞也準備了四份禮物，送給這兩對姊妹花，還特別囑咐醫護人員，別忘了多關懷已經闊別八年，對花蓮有些陌生的第一對雙胞胎母女。

陳瑞霞醫師在花蓮慈濟醫院是一個沒有聲音的醫師，但是她的身影卻

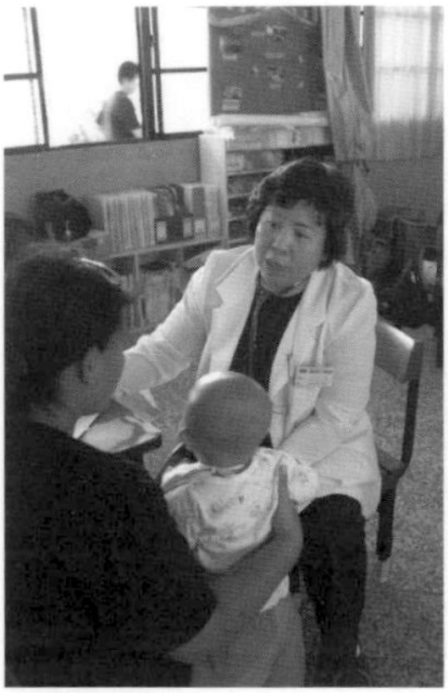

來自菲律賓的小兒科陳瑞霞醫師，總是默默做著該做的事。

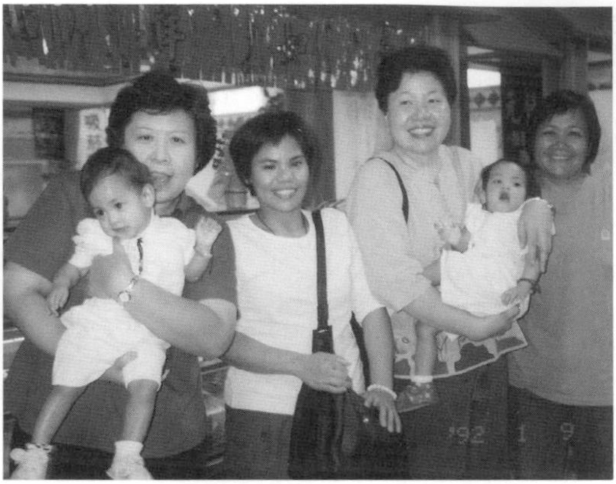

二〇〇三年陳瑞霞醫師（左一）與陳岩碧醫師（右二，現任玉里慈濟醫院院長）照顧菲律賓分割後的連體嬰，現名為慈恩與慈愛。

時常出現在病房、門診以及急診。陳瑞霞醫師並非在醫療學術與研究上見長，但是她卻用自己在醫學院所學的知識，以及在慈濟醫院累積的經驗，還有臺大醫院派來的醫師們給她的指導，將所得到的這些醫療知識，每一點、每一滴都用在病人身上。除此之外，她更付出了所有的愛心與同理心，不求任何回饋的付出給每位病人。

陳瑞霞守護花東兒童迄今已超過三十年，她照顧過的一些嬰幼兒，很多已經長大成人。陳瑞霞醫師依然一個人，繼續用她像媽媽的心，當這些病童的守護天使，呵護他們健康平安的長大。這樣勇於承擔的一個基層醫師，不求顯達、不求版面，她也不曾希望成名，但是留給慈濟醫院的，確是那令人感動的醫療人文。

整形外科簡守信醫師 貼近病人，傳播醫療常識

一九八八年，在臺大醫院任職的簡守信醫師和十幾位同事，帶著滿腔熱忱到花蓮慈濟醫院就職。那時候他說：「在臺大雖然醫院一流，但心裡總覺得不夠踏實。到花蓮慈濟醫院，感覺和臺大完全不一樣，因為大家的互動非常好。」簡守信是一位非常感性的醫師，他常常說：「貼近病人的感覺，會讓效果更好。當你用心、關心病人，病人自然感受得到。當一位病人走進診間開始，你就要注意到，觀察到病人的表情還有心情，患者沒有說的，你從他的外觀，就要明白百分之八十的病況。」

慈濟醫院剛啟業的時候，因為外科醫師不足，所有來這裡的主治醫師

都要輪流值班，雖然簡守信是整形外科，可是遇到急診刀，不管是盲腸炎、胃出血，他依然要為病患開刀。有一次深夜，他為急診患者開急性盲腸炎，半夜要從宿舍走到醫院，他居然還為此改了一首短詩，形容非常貼切——「剪不斷、理還亂，無言獨上開刀房，別有一番滋味在心頭。」雖然如此，他還是快速的到開刀房為病人割除盲腸，順利完成手術。

身為整形外科醫師，必須要為病人的外表做最好的整理，因此，簡守信對於手術的結果非常挑剔。他經常提醒，有些病人來到急診，雖然是一個大的撕裂傷，但被急診醫師縫得亂七八糟，未來結疤的結果會非常難看。所以，他常常要把病人的傷口重新切開，把結疤的組織切除，再細心的縫合。

金鐘肯定的醫師主持人

為此，簡守信常常很感慨，在急診值班的外科醫師，應該要好好的接受整形手術的訓練，因為病人到急診時，如果第一時間沒有把傷口縫好，留下來的疤痕還要再做第二次的修復，那實在太可惜！為什麼在第一時間不能把它做好呢！這是老師沒有教好。也因此他對年輕的住院醫師在做傷口縫合的時候，要求特別嚴格。遇到傷口縫得不好，他也會親自示範如何用細針，如何減少傷口的張力，而讓一個傷口未來能夠長得平整，不留下疤痕。

另外，對於口腔癌的手術，他也非常不滿意一些外科醫師所做的結果，因為口腔癌手術需要大量切除臉部的組織及骨頭，如果重建手術沒有做好，常常會讓病人的半張臉不見，而留下一張破碎的臉。如何思考在切除大量的癌組織之後，能夠重見臉部，是非常重要的事情！因此，他也努力的溝通協調，終於組成花蓮慈濟醫院口腔癌的手術團隊，先由耳鼻喉科醫師切除大量的癌組織之後，再由整形外科進行皮瓣重建以及表皮的重建，讓每一張口腔癌手術後的臉，能夠接近原來的容貌，不會讓病人留下顱顏的缺憾。有時候甚至需要動用到牙科醫師，這樣完整的團隊，也讓東部地區的口腔癌患者幾乎都是在慈濟醫院完成手術。

簡守信是一個非常有人文精神的好醫師，說話十分幽默，經常引經據典，對待病人尤其親切。他喜歡貼近病人，拍拍病人的肩膀，捏捏病人的手臂，嘘寒問暖之外，也經常會詢問病人的家庭背景以及社會關係。對他來講，對一個病人有越多的了解，就越能夠貼近他，越能夠了解他的問題。

簡守信醫師也因為喜歡照顧病人，他來到花蓮慈濟醫院之後，再由花蓮到嘉義大林慈濟醫院，又轉到位於潭子的臺中慈濟醫院，就是希望能夠好好照顧偏鄉的病人，減少城鄉醫療上的差距。除此之外，他還為了慈濟的各種義診活動，國際賑災義診、海嘯肆虐的斯里蘭卡、強震摧殘的巴基斯坦、墨西哥、尼泊爾，為約旦的難民繁忙奔波……深入各個社區與偏鄉，都可以看到簡守信的身影。他的付出，讓他獲得二〇一〇年度醫師公會聯合會的臺灣醫療典範獎得主。

為了讓一般民眾對醫療有更加深入淺出的了解，簡守信醫師結合人文與醫療，於二〇〇一年開始主持大愛電視的《大愛醫生館》節目，同年八月開播，以醫療為本，融入藝術、歷史與人文，搭起一座傳播健康的橋樑。每個星期五天、每次十分鐘，因為他的努力，二〇一四年獲得第四十九屆電視金鐘獎教育文化節目主持人獎的肯定。他持之以恆的貢獻了十八年，到二〇一九年三月中，節目錄製突破了五千集，創下臺灣電視史的紀錄。

全人醫療，要有溫度

對於「全人醫療」，簡守信有著不同的看法。他認為，醫療的本質是過程，並不是結果。雖然結果很重要，但醫療過程更值得我們思考。醫療過程需要推理、想像的空間，但是核心的價值依然是對於病人整體的關懷，其中有一些故事令人相當感動。簡守信津津樂道的一則故事，發生在他擔任大林慈濟醫院院長期間。

有一戶偏鄉的人家，父親因糖尿病失明無法自我照護，家中四個女兒更乏人照料，新陳代謝科陳品汎醫師往診時，看了十分不捨，便經常抽空前去關心，並邀請院內同仁及學生隨著志工幫病家打掃內外。醫護人員也特別用心，教導視障的病人使用血糖筆。

但是，病人出院之後的血糖始終控制不好。醫護了解後才知道，原來病人家裡沒有冰箱，南部夏天天氣炎熱，胰島素沒有放在冰箱，效果當然大打折扣。因此，陳醫師自掏腰包，買了小冰箱送給病人，還把自己家裡的電腦和一些益智教材軟體送給病人的女兒，並且帶她們到遊樂場去玩。陳醫師樂於分享他的愛與關心，讓簡守信十分感動，也認為這就是醫師立志從醫、不忘初衷的極致表現。

類似這樣子的小故事，在簡院長主政下的大林慈濟醫院屢見不鮮。簡

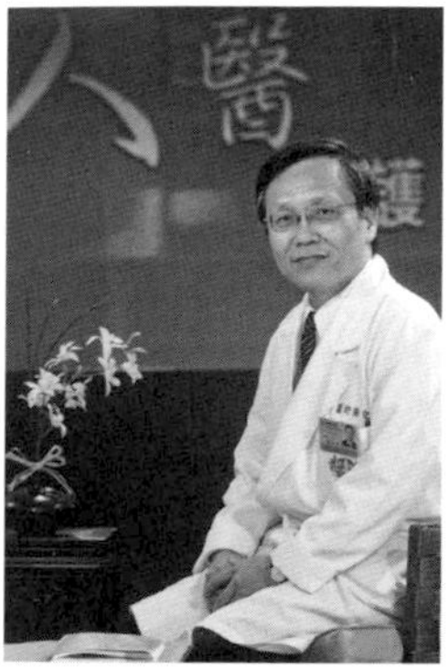

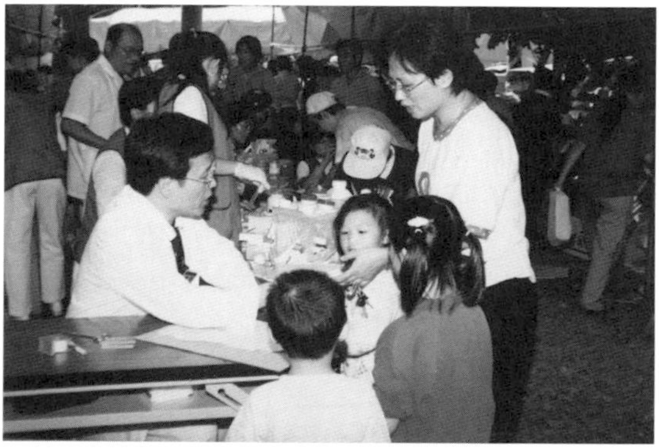

左：簡守信將醫療知識普遍化，在大愛電視的《大愛醫生館》節目於二〇一四年獲得第四十九屆電視金鐘獎教育文化節目主持人獎的肯定。

右：簡守信認為：「醫療的本質是過程，並不是結果。醫療過程需要推理、想像的空間，但是核心的價值依然是對於病人整體的關懷。」圖為簡守信（前左）一九九九年九二一大地震後至南投災區義診。

守信也經常用類似的故事來鼓勵同仁們，對於醫療人文的重視，尤其「人文」的精神，不是用文字敘述就可以了解，而是要親自去體會，「讓看不見的東西被看見」。我們並不是只要治療病人的病灶，而是要治療病人的全部。醫療是要有溫度的，只有當你手撫著病人，用你熱誠的心照顧病人，這樣的醫療才有溫度，才會讓人感動。精準的醫療、醫術的精湛，當然很重要，但是如果缺乏醫學人文的關懷，這樣子冰冷的醫療，可能對於病人全人的照顧，還是會有所缺憾。

簡院長最佩服的，就是長庚醫院羅慧夫前院長，他過去在臺灣對唇顎裂病人的關懷，而簡院長追隨著羅慧夫院長的足跡在各地偏鄉，那雙手在手術臺上不曾間斷的為孩子縫補他們的唇顎裂，讓這些孩子們能夠恢復一個健康美麗的笑臉，有活下去的勇氣。這一分關懷，就是醫者發自內心深處最細膩的愛心，與病人互動和關懷。由於這一分貼近病人的心，使得簡守信從臺大醫院到花蓮慈濟醫院，乃至於到大林、臺中慈濟醫院擔任院長，他從來沒有忘記自己是一位醫者，而且自己必須要貼近病人。

當我們直視著簡守信醫師，可以感受到他那種善良純真而動人的眼神，似乎在告訴我們，他永遠跟病人在一起，這就是醫者的典範。

第八章

潛心研究，再創佳績

莫忘那一年，那些護持慈濟醫療志業的醫師，每一個人由現在回顧過去，都是很踏實的人生。人生，因自然法則而現老相，但內心是永恆的，不是有始有終，而是「無始無終」。這群醫師不知道是幾生幾世累積了這樣的緣，東部缺醫師，他們有志一同，發願來到這裡，生根於此，成為東部的救星，這都是好緣。醫院有這麼多好醫生，也需要護理的合作、陪伴，醫生與護理都很重要。把生命利用在對的方向，這些令人感動的事、實在的事，重點都要寫下來，不管是別人或自己的都要清清楚楚。雖說「無相」，但這樣做，不是執相，是留下真實相，為這一生生命的方向，留下紀錄，傳承給下一代人，因為在未來，也是需要對病人關心的好醫師。

——釋證嚴

胸腔內科李仁智醫師 追著病人跑、消滅肺結核

身材高大、聲音宏亮、身形略為肥胖，講起肺結核滔滔不絕，這就是花蓮慈濟醫院胸腔內科李仁智醫師的最佳寫照。

李仁智從臺大醫學系畢業後，先在臺灣省防癆局服務，爾後赴美進修胸部電腦斷層攝影，接著到美國疾病管制局學習結核病公共衛生。他在大學時期就常常加入醫療服務隊前往花蓮，當初就深感當地醫療資源不足，而且在大學時期就對佛學有相當大的興趣，也認為宗教應介入醫療。從美國返臺之後，正逢花蓮慈濟醫院創業初期缺乏醫師，因此李仁智便主動申請到慈濟醫院服務，跟郭漢崇一起，在一九八八年七月一日正式報到。

結核病是人類歷史上最多致人於死的傳染病，臺灣地區尤其以花東山區最為嚴重，越窮困的地方，結核病越盛行，因此東部地區的疫情也相對嚴重。結核病患需服藥半年以上才能根治，但不少病人因為症狀不明顯而

擅自停藥，不但無法根治，甚至還會產生抗藥性。而且多數肺結核病人的經濟條件差，若要到大醫院看病，交通費、掛號費經常都是這些經濟弱勢病患的一大負擔，也造成結核病防治上的困難。縱使政府有心進行結核病防治，但結果經常不盡理想。其實結核病防治不只是在臺灣，全世界的防治工作都相當困難。臺灣近年來每年病例數下降百分之五，已經比起全世界平均每年病例數下降百分之二，成績要來得更好。

寫書、教學奉獻所知所學

李仁智行醫三十多年，身為臨床醫師的他，對於挽救病人的生命固然覺得開心，但他覺得投入公共衛生，替眾人服務、替臺灣國民健康把關，可以有更多的貢獻。

為了解決病人服藥的問題，減少結核病的傳染，且降低結核病的病例數，於是李仁智引進了「送藥到手，看藥入口」的肺結核治療模式，親自帶領了幾十位公衛護士，每個人分配固定的結核病患，每天送藥到病人的家裡，並且親自看病人吞下藥丸才能夠離開。他也幫每位病患爭取到每個月六千元的營養費，病根治了還會發送獎金，讓病人願意吃藥，願意接受治療。果然讓肺結核的治療成功率，從百分之五十大幅提升到百分之七十七。就這樣，用了看似最愚笨的方法，卻達到最好的效果。李仁智醫師對於公共衛生及臨床醫療的努力，讓他於二〇一五年獲得第二十五屆醫療奉獻獎的肯定。

其實李仁智除了在臨床醫療上的努力，對胸腔科醫學及醫學教育一直都很有熱忱，他也是首位赴美專攻進修胸部電腦斷層診斷的胸腔科醫師。過去學生時代，還曾翻譯過《赫里遜內科學》、《蓋氏生理學》、《最新內科治療手冊》等十多本重要醫學教科書。李仁智醫師在二〇一五年更以本土案例，撰寫了中文胸腔科醫學教科書《胸部影像學》，他希望用本土的案例，寫本土的中文教科書來教自己的學生，希望這樣子的教科書，可

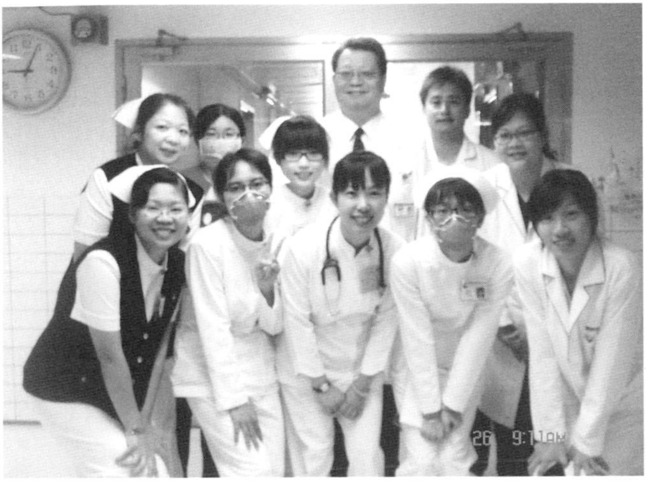

李仁智與團隊合影。

以把他滿腦子、滿肚子的醫學知識傳承給下一代。

在二〇〇三年SARS疫情期間，李仁智醫師擔任東部指揮官，負責宜蘭、花蓮與臺東三地的「抗煞」任務。因為SARS期間死亡率高，很多醫院醫護人員擔心收治SARS病患，因此先把一些負壓隔離病房塞滿結核病患者，可是李仁智卻另外有不同的考量，他先將隔離病房清空，做好收治疑似SARS病患的準備。

當年有一名疑似SARS的個案，轉院到花蓮慈濟醫院，住院隔天就喪命，讓院內所有醫護人員神經緊繃，但是李仁智立即將患者進行大體解剖，並送病理檢查。當初在慈濟醫院血清檢驗結果是陰性，但疾管局卻檢驗呈陽性，使得李仁智承受非常大的壓力。幸好，最後美國疾管局的檢驗結果與相關研究都顯示，患者是感染鉤端螺旋體而非SARS病毒，終於讓李仁智鬆了一口氣，也讓他指揮的東部抗煞任務，成為零SARS，東部也成為最安全的地區。

李仁智醫師雖然已屆退休年齡，但現在仍然持續投入臺灣肺結核防治的工作。他希望有一天，臺灣可以變成為無肺結核的國家，那就是他功成身退的時候。

一般外科李明哲醫師　轉化生命，讓愛延續下去

李明哲是早期來到慈濟醫院接受住院醫師訓練的少數醫師之一，他在完成一般外科的訓練之後，由於對於器官移植非常有興趣，還特地到臺大

醫院跟隨李伯皇教授學習腎臟移植和肝臟移植。從一九九一年八月一日報到至今，一直留在花蓮慈濟醫院。除了一般外科、肝膽外科手術之外，他把全部的精力放在移植手術上面，器官勸募與移植成為李明哲的志業。

早期器官勸募在臺灣社會還不普遍，因此，每每遇到一些腎臟衰竭以及肝臟衰竭的病人，外科醫師常常苦於等不到腎臟或是肝臟，而讓病人繼續進行透析，或是因為肝衰竭而往生。所以，對於移植手術的醫師而言，器官移植必須要有來源，如果沒有器官，縱使醫師有再好的醫術，也無用武之地。但是要完成完美的移植手術與存活率，負責移植的醫師都會希望在最短的時間內得到要移植的器官，因為時間拖久了，器官就會逐漸衰竭，就算後來進行移植，成功率也會變差。因此，移植小組的醫師常常壓力爆表。

有些人會認為，器官勸募的醫師不幫病人治療，只是在等待病人死亡，像禿鷹一樣。類似這樣的想法，常常讓李明哲覺得挫折沮喪。當然，想要有好的器官，應該在病人接近腦死之際便開始向家屬勸募，一等到檢察官腦死判定兩次之後，便立即摘取還算新鮮的器官來移植。所以很多負責移植的醫師，通常會急著請負責勸募的小組成員跟家屬討論。

但是，勸募者如果只是為了取得器官，而對家屬說明病人的生命已無法挽救，捐器官可以救別人……聽在家屬的耳裡，只覺得是陳腔濫調，會覺得「醫生師沒有盡力救我的親人，如果已經盡力了，為什麼還要跟我討論器官移植的問題呢」，所以在勸募者與捐贈者家屬之間，時有糾紛發生，甚至演變成彼此不諒解的局面。

當我成為捐贈者家屬

在早期李明哲負責器官移植的時候，他的態度也差不多如此。但在二〇〇五年，也就是在花蓮慈院器官移植小組成立的第十年，有一個換腎的病人在術後因急性呼吸衰竭敗血症而死亡。李明哲看著移植病人死亡，感到相當挫折，因為病人的身體狀況還算好，而且取得的腎臟器官也很新鮮，病人的死因並非手術失敗，但一個生命在他手中流失，讓他在腦海中不斷思考，「我有必要幫這種病人換器官嗎？如果不換器官，他繼續洗腎，不是也可以活得好好嗎？」這是當負責器官移植手術的醫師，遇到病人術後不幸死亡，常常有的念頭。但看到經過器官移植後快樂生活的病人們，移植手術醫師又會把這些令人沮喪的念頭拋到腦後，繼續專注於幫助其他需要器官移植的病人。

同年，有一個病人居然把她女兒捐不捐器官的決定權交給李明哲，她對李明哲說：「我不知道該不該捐，你來決定好了。」當場李明哲從「移植醫師」突然間變成為「家屬」的角色，他看到一個年輕的生命躺在加護病房，而自己竟然要扮演她的父親角色時，態度反而變得畏縮了。他開始想：「我需要馬上決定判定腦死嗎？難道她就真的醒不過來嗎？」過去他面對家屬做出決定前的拖延或遲疑，常不免想著，怎麼會這麼沒有大愛的精神，真的都要走了，器官都快不能用了才做決定，拖得越久，這個器官就真的沒有用了。

經過這一次轉換成家屬角色的洗禮，李明哲才體悟到，原來我們給病人家屬思考的時間太短了，我們給他們的想法也太粗淺了；要一個家屬在醫師突然間宣布病人腦死後，便立刻做出決定捐出身上器官，如何不難呢！當家屬不願意接受病人即將離去，在這個時間點，你又如何讓家屬在悲傷的情緒中，能夠同意捐出病人的器官，這已經是「生死學」的領域。因為當醫師放棄治療時，家屬的感覺會更加徬徨無助。在這個時候，李明哲突然間覺悟，他應該要多陪伴家屬，要讓家屬知道，他們應該好好的準備面對親人的死亡。

過去醫療的目的是為了要治好病人，但當我們已經沒有機會再救活這個病人的時候，我們就應該好好的陪伴、對待家屬，讓他們能接受親人已經無法存活的事實。而如何讓這些不幸的生命，轉化成為有用的生命，將他們的器官轉化成為有用的器官，在另外的生命軀體裡繼續活下去，這就是勸募的「內心功法」。

「我們投注心力幫助家屬，縱使最後仍然決定不捐器官，那我們還是可以照顧到家屬的心。」經由這次角色轉換的經驗，李明哲的勸募態度也從「等待器官的禿鷹」轉變成為「守護生命的醫師」，他會全心全意陪伴家屬，跟他們說明，以傳揚生命終點的剩餘價值，「如果家屬同意捐贈器官，讓親人死亡的事實伴隨有救人的喜悅，那就是一種情緒的深化。」

走出哀傷的功課

李明哲生長在臺北縣瑞芳鎮（現新北市瑞芳區）的一個普通家庭，妹妹一歲時因猛爆性肝炎差點死掉，幸運的被救活。他和媽媽都非常感謝醫師，媽媽也常跟他說起當醫師真的很了不起，可以救人性命，他更自此立下從醫的志願。就讀臺北醫學院時，他參加了服務性社團，每年寒暑假都到偏鄉服務，到花蓮時覺得環境清幽、人們又親切，所以在慈濟還沒有醫學院、醫院還沒有成為醫學中心之前，就選擇到這家「小」醫院接受外科住科醫師訓練。

相對於李明哲實習階段都在長庚體系醫院，當時的慈濟真的是很小的醫院。而當他到外院、甚至美國接受移植手術訓練時，因為扛著「慈濟」出品的招牌，李明哲總是兢兢業業的學習，也得到老師和同儕們的認可。李明哲對病人非常親切，對手術更是非常小心，沒有必要絕不會讓年輕的醫師亂開刀，就是縫到一針一線，他也都親力親為。最主要的是，他希望讓病人在每一次手術都能夠很順利，而沒有任何安全的疑慮。

至於移植手術，早期李明哲從腎臟移植做到肝臟移植，而肝臟移植也由屍肝移植進行到活肝移植。在每一次手術中，難免會碰到一些不該發生的併發症；若發生了，李明哲難免沮喪，但他也會在醫院裡一直陪著病人，自己反覆思考怎麼會發生這種事情，直到病人不治，送走病人之後，他也會深切的檢討，以後不准再發生這種事。

如果是因為照顧的醫師或專科護理師出了問題，他會召集相關人員嚴加斥責，「一個生命，我們絕對不能讓他這麼輕易消逝。」尤其移植的器官是取自於一個捐贈者的器官，那曾是他生命中的一部分，我們不只要讓這個生命要存活下去，也要讓受贈者的生命繼續延續下去。所以移植手術是非常謹慎，一點都不能馬虎的事情。

李明哲用這樣的認真態度在慈濟醫院二十幾年，帶出不少優秀的年輕醫師，而他至今依然每天在手術房跟病人的疾病奮鬥。遇到器官捐贈的時候，他更是不辭辛勞的帶著手下前往捐贈者醫院取得器官，再趕回到花蓮。兩組人馬分頭進行，將器官一一的種到受贈者的身體上面，然後就在醫院裡一直陪伴著病人。每當有移植手術的第二天，常常可以看到李明哲的身影，一早就出現在加護病房外面，肯定他又在加護病房裡面待了一整晚，陪伴病人，注意心跳、血壓以及身體狀況。也因為這種一絲不苟的精

除了一般外科手術之外，李明哲把全部的精力放在移植手術，器官移植變成為他的志業。

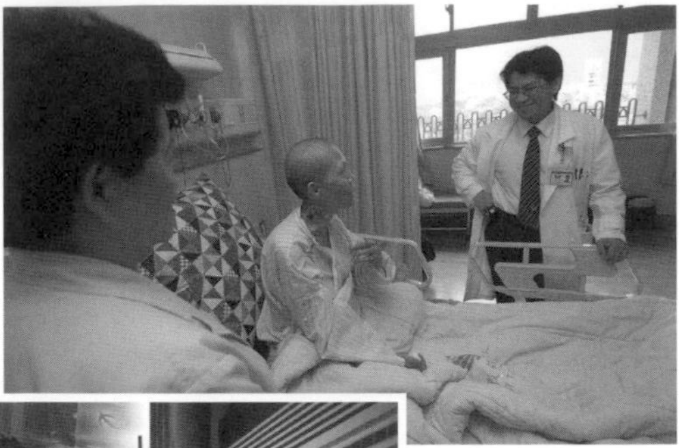

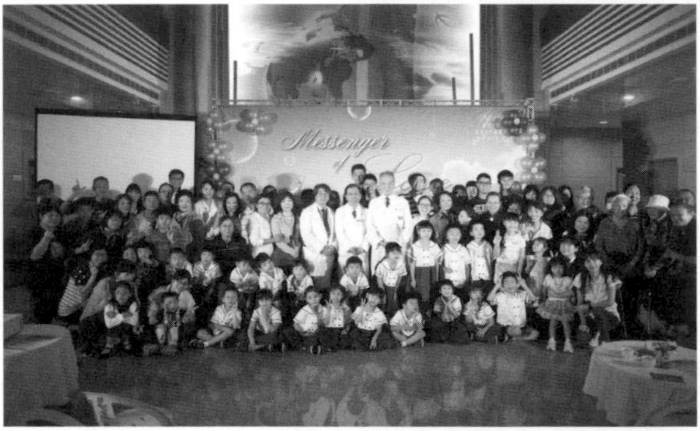

投入器官勸募與移植以來，李明哲的勸募態度轉變為守護生命的醫師，他會盡全力陪伴家屬，並且說明，以傳揚生命終點的剩餘價值，「如果家屬同意捐贈器官，讓親人死亡的事實伴隨有救人的喜悅，那就是一種情緒的深化。」圖為二〇一九年十月花蓮慈濟醫院器捐感恩音樂會後合影。攝影／黃思齊

神，使得李明哲的移植手術成功率一直都相當高。

李明哲現在擔任「中華民國器官捐贈協會」理事長，希望社會上有更多人接受器官捐贈的觀念，在生前簽署器官捐贈卡，萬一發生不幸時還有機會遺愛人間。他投入器官勸募與移植工作已經超過二十年，院方每一年都會舉辦「感恩音樂會」，或是與病友和家屬聚會的「希望同學會」等等活

動。藉此感恩捐贈者家屬以及捐贈者，也讓器官受贈者跟家屬同聚，一方面宣揚器官捐贈的理念，另一方面也是要讓捐贈者家屬感受到更濃厚的生命轉化的喜悅，從中為他們所逝去的親人感到些許安慰，因為捐贈者勇敢的大捨行為，讓社會多了一些溫暖的愛。李明哲不只是一個移植手術的醫師，也是一個轉化生命，讓病患、家屬走出哀傷的守護者。

泌尿科郭漢崇醫師 始終奮力不懈，凡事持之以恆

證嚴法師叮囑我，不要只寫其他醫師的故事，也要把自己的故事好好紀錄下來，因此在這一篇文章中，謹遵師囑，以第三人稱的客觀角度，描述一位我所熟識的泌尿科醫師——郭漢崇。

「當一個臨床醫師，你就是要經常替病人想，怎麼樣才能把他的病痛減到最低，讓他的病能夠痊癒。」這是郭漢崇經常對學生說的話。

郭漢崇在家裡排行老五，他生下來的那一年，父親四十歲，因為苦讀考上司法官特考，母親常常抱著這個剛出生的兒子，看著天邊的那一顆星，告訴家裡的小孩說：「這個弟弟，就像天上那一顆明亮的星，他會照亮著我們家，讓我們整個家脫胎換骨。」其實父親考上司法官之後，十年後轉業為職業律師，家境已經逐漸改善，而這個母親心目中會給家庭帶來好運的小孩，也在比較優渥的環境下成長。

郭漢崇天資聰明，讀書又很認真，因此一路平順的進了臺大醫學系，成為一位泌尿科醫師。他在臺大醫院泌尿科完成總醫師訓練後，赴中沙醫療團服務一年，回到臺大醫院擔任兼任主治醫師，兩年後他協同一批臺大的年輕優秀的內外科醫師到慈濟醫院報到。在這裡，開創了他泌尿科的志業，也成為一位世界知名的排尿障礙臨床研究學者。

在花蓮慈濟醫院還流傳著一個「經典故事」，那就是有一位醫師和證嚴法師簽了一百零七年的長約。而這位主角醫師，就是郭漢崇！為此，他還被臺大的師長問：「是跟慈濟簽約到一百零七歲嗎？」

立下一百零七年的約定

因為花蓮地處後山，病人數不多，當年無法想像慈濟能開創成就一個遠大的醫療志業，所以大部分醫師來到這裡都是過客心態，十之八九無法定心於此，醫師人力不足、甚至極缺，對於醫院經營者來說，自然憂心如焚。所以郭漢崇想到，何不以自己為例，率先簽下長約以穩定軍心呢！因此他說：「我來的時候是七十七年（西元一九八八年），那時我三十五歲，三十五歲過了三十年，就到六十五歲，正好屆齡退休。所以我在退休那一年，剛好是一百零七年（西元二〇一八年），不如我就跟醫院簽個長約到一百零七年吧！」

這在當時，或許只是談話間的一句戲言，卻隱藏著慈濟醫院尋找良醫的辛苦和無奈。這句話在林小姐向證嚴法師報告後，法師在一次委員會中感慨的說：「如果每位來慈濟醫院的醫生，都能把在花蓮的工作當做是志業，又能提早做長久經營的打算，那慈濟醫院就不愁沒有良醫了。」

這個「一百零七年的約定」為慈濟醫院奠下穩定的基礎，也自此快速而穩定的成長。當初為了穩定軍心的一句話，充分表達郭漢崇堅持初衷，一生徹底奉獻給慈濟醫院和花蓮東部鄉親的決心。也難怪最了解他的三姊，在看了郭漢崇醫師在臉書分享參與美國泌尿科醫學會大會堂演講的內容時，寫下了對他的評語——「始終奮力不懈、凡事持之以恆」。

從一九八八年至今，在這段不算短的時間裡，郭漢崇回想起來總覺得收穫滿滿，自己持之以恆的努力，也被自己感動，他說：「我人生在花蓮慈院的三十年，第一個十年就是『起飛』，用心照顧所有的病人，讓病人成為我的老師，而我從病人身上學到很多的診斷與治療，更由於病人治療的成果，讓我改善了許多病人的生活品質。第二個十年就是『深化』，我努力提高排尿障礙病人的生活品質，讓他們可以擺脫導尿管，重新獲得一個正常人應該有的生活。第三個十年就是『教育』，讓全臺灣的年輕醫師願意到花蓮服務、學習，而且分享我們的研究成果。而這些研究成果讓他們帶回自己的醫院，也可以繼續的提攜、教育後進，如何為排尿障礙的病人，打造一個正確的診斷以及治療的平臺。」

為了要讓年輕醫師能在各種尿失禁，以及骨盆腔器官脫垂手術得以精進，郭漢崇醫師也自二〇一〇年啟動了慈濟大學模擬醫學中心與全臺灣及國際各大外科系醫學會合作，進行大體模擬手術工作坊的先河。在各種工作坊中，藉由大體模擬手術的訓練，年輕專科醫師可以了解許多重要的解剖學位置，了解進行手術時應該進行的各種切割及縫合的部位，並且利用腹腔鏡手術學習陰道懸吊和陰道薦骨固定手術的技巧。透過模擬手術工作坊，讓醫師們學到最重要的手術方法，並且可以應用到臨床病人身上，讓醫師在進行手術的時候，增加手術的成功率，減少併發症的發生。

郭漢崇醫師在慈濟醫院一啟業，他還只是支援醫師時，即開始參與臺灣脊髓損傷者協會的義診工作，三十多年來，他幾乎與臺灣的脊髓損傷者的健康畫上等號，照顧病友的排尿問題，每年都固定找時間前往脊髓損傷協會義診及衛教工作，最主要就是希望，這些脊髓損傷者能照護好自己的排尿系統，保護腎臟健康，免於發生腎功能衰退、反覆性尿路感染等併發症，而遭受到生命健康的威脅。

以一顆熱情澎湃的心，郭漢崇醫師三十年來真誠的為臺灣的脊髓損傷病友付出關懷，他說：「看到脊髓損傷病友，感覺非常親近，我只想把他們照顧好，願意當脊髓損傷者一輩子的靠山。」

就是因為這樣用心的關懷，郭漢崇深感時間有限，只憑一個人的力量，其實並無法永遠照顧好臺灣所有脊髓損傷的病人。因此，他在二〇一四年擔任臺灣泌尿科醫學會理事長任內，便組成臺灣脊髓損傷者排尿障礙照護團隊，在全臺各縣市邀集了許多年輕而且有熱忱的泌尿科醫師加入，並且安排各縣市脊髓損傷者的義診及衛教活動，將這些年輕醫師介紹給當地的脊髓損傷者協會。郭醫師也定期舉辦研討會，讓年輕醫師能夠了解對於脊髓損傷者排尿障礙個別照護上的重要性，而且經由他個人經驗的傳承，讓年輕醫師們能夠妥善的照護這些脊髓損傷者的排尿障礙。

很有「故事」的醫師

「要做一個有故事的醫師。」郭漢崇經常跟年輕的醫師以及學生這樣說。而他在花蓮行醫的三十幾年裡，更是處處充滿感人的醫病故事。他認為，醫師是一個相當特殊的行業，因為你幫病人治療，病人將生命健康交給你，所以在生理上、心理上，病人與醫師是連在一起的，只有你用心的照護病人，病人對你回報以感激之情，這樣子的情感交流，就會有故事產生。如果你不用心，這個故事就不見了。當一個醫師與其他的行業不一樣，因為我們可以經由自己的職業，得到病人的回饋，而得到一個感人的故事，累積的故事越多，我們的生命就越加的豐富。我們當醫師，一輩子如果能夠有許多感人的故事在記憶裡，那就值得了！

郭漢崇醫師在兩年前，曾為當時一歲、脊柱裂的小恩嘉做治療。恩嘉生出來之後，因為膀胱無法排尿而產生兩側膀胱輸尿管尿液逆流，因此需要間歇性導尿。經過醫師判定，因為她的膀胱萎縮，兩個小時需要導一次尿，使得父母親一天二十四小時必須要為小恩嘉進行十二次導尿。小孩子懵懵懂懂，只知道時間到了，父母親就要幫她導尿，從來沒有好好的睡過一覺。小恩嘉的父母親也因為照顧這個小孩身心俱疲，後來經由朋友的介紹找到了郭醫師。

郭醫師幫小恩嘉做了詳細的檢查之後，發現她的膀胱極度萎縮，容量很小，而且有高度的逆流，如果按照以前的醫師囑咐，每兩小時導尿一次，其實是錯誤的。因為這個時候，小恩嘉的膀胱內壓已經太高，腎臟都已經腫起來了，長此以往，只會讓她的腎臟功能越來越差，而且反覆性的尿路感染，也不會因此而消除。

因此郭醫師給家長一個建議，把小恩嘉的膀胱暫時先縫到體表上，讓她的尿液能夠流出來，在成長初期穿著尿布吸附流出的尿液，如此一來，一方面可以讓膀胱壓力減低，消除尿路感染，腎臟功能也因此可以得到改善。而小孩子的膀胱也因為減壓，而得到正常的血液循環，日後或許膀胱功能可以恢復正常，再將洞口關閉，讓她自行排尿。

經過這樣的治療之後，小恩嘉的排尿狀況真的完全改善，她可以出去玩、可以泡水、可以游泳，甚至上學，跟同齡小孩一起成長。兩年後，小恩嘉長的白白胖胖，身高變高，體重也增加，父母親因為不用持續幫她間歇性導尿，也有比較多的時間可以正常的工作、正常生活，甚至還生了一個小弟弟來陪小恩嘉。

類似這樣子的個案，在郭醫師的行醫生涯中不勝枚舉。郭漢崇醫師笑著說：「這其實沒什麼，我們只要多用心、多去思考怎麼樣照護一個病人，不是照顧他的病痛，而是照顧這個人，還有他的全家。」他強調，如何在階段性的治療，改善病人的狀況，而讓病人以後得到更好的成長機會，這就是我們一個功能性泌尿學醫師所需要做的功課。有時候治療並不需要做很大的手術，當你有充分的知識與研究基礎，它就是一種創意，可以改變我們對病人的治療。

注重身教、言教

郭漢崇強調，做臨床研究以及臨床工作，一定要來自於對病人的關心，以病人為中心來思考，如此做出來的研究才會有意義。如果只是為研究而研究，為了一篇論文而做研究，那麼縱使論文量再多，也會淪為空泛，無法真正造福病人，也會愧對身為醫師的職責。他經常如此叮嚀學生，也一再強調，我們一定要把病人當作朋友，才有辦法做到對病人真正的關心。

郭漢崇醫師每天早上七點進到研究室，處理信件公文，準時在七點半抵達病房，星期一、三、五有病房晨會，他就跟科內的同仁一起討論，昨天手術的病例、今天手術的病例，以及昨天出院的病人。

郭醫師在晨會中十分嚴格，對於很多不正確的診斷與不正確的治療方式選擇，都會當場提出質疑，並且希望年輕醫師們能夠修正。然後，他就帶著住院醫師查房，並且熱絡的用閩南語和病人搏感情。看病人的時候，郭醫師經常會手扶著病人，拍拍他們的肩膀，或是拍拍他們的背，對一些老病人而言，這種親切的肢體接觸，正代表了醫師與病人之間融為一體，沒有把他當作是病人，而是照顧他整個人。因此，郭醫師常常可以在很短的時間就和病人建立起信任感，也是家屬眼中值得信賴的好醫師。

郭漢崇對於醫學教育，有一套他的想法。他認為一個好醫師的養成，必須要有好老師做為榜樣與典範，醫師的言行絕對會影響學生的未來。他說：「如果一個教授在巡房的時候，總是談到昨天股票賺了多少，買哪一輛車才會拉風，做哪種手術才能賺多少錢，長久下來，他的學生一定會以

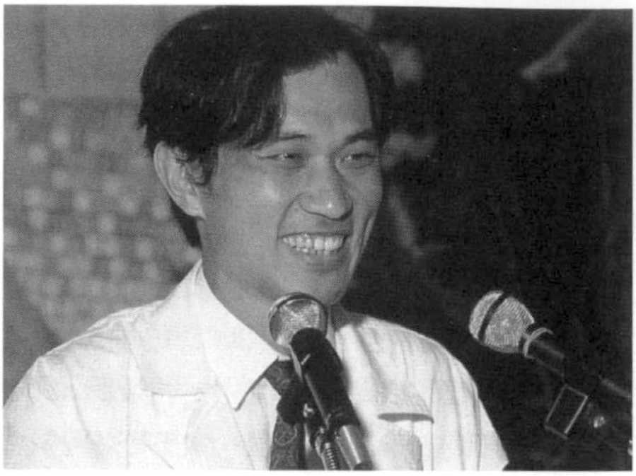

郭漢崇從一九八七年就開始為病人苦思排尿障礙的解決之道，三十多年過去了，花蓮慈濟醫院泌尿部及排尿障礙治療暨研究中心已聞名國際，並於二〇一九年底獲國家生技醫療品質獎銀獎，即亞洲第一的殊榮。圖為一九九一年於醫院大廳分享。

這種價值觀為基準。反之，如果老師對病人的病痛感同身受，學生日後也不會偏差太遠。」這樣子的工作態度與醫病關係的建立，讓郭漢崇醫師在許多年輕醫師的心中留下深刻的印象，也因此他的學生一個比一個傑出，也在臺灣醫界很快的成為排尿障礙的專家。

在花蓮慈院工作已經三十三年，郭漢崇醫師今年（二〇一九年）已過六十五歲，但是他還是在做最沉重的臨床工作與研究。他經常想到研究題目，就會快速的設計研究方法、預期結果，然後協同團隊醫師一起整理資料，把研究結果做出來。就是這樣子的用心，經常為病人著想，總想解決病人的排尿障礙，讓郭醫師看起來依然年輕，依然充滿活力。

與慈濟醫院的三十年之約已滿，未來郭醫師還希望在他能夠做的每一天、每一年，都能夠繼續的在臨床工作、臨床研究以及醫學教育上，盡自己的一分心力，讓臺灣功能性泌尿學在世界上持續占有重要的地位。而讓郭漢崇醫師能夠持之以恆努力的動力，就是在於他莫忘初衷。身為一個醫師，他以傳教士的使命自居，永遠把病人放在第一位，做一個有故事的醫師。

第三部

人本，從教育扎根

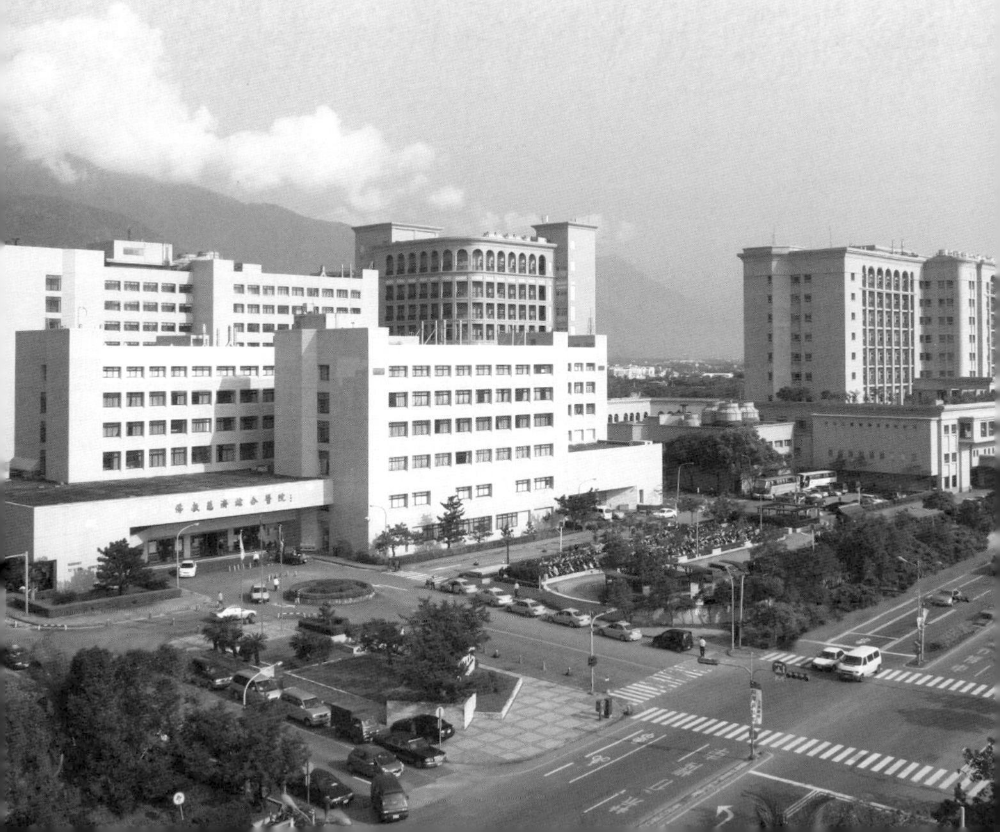

第九章

等待良醫 更培育良醫

醫院蓋起來，很快就開始籌劃要蓋醫學院。在東部，慈濟醫院很難招募醫師，很期待慈濟能把醫學院蓋起來，培養有慈濟精神的醫師，不論是否只能收三、五十位醫學生。

花蓮慈濟醫院蓋好至今三十三年，慈濟護專（慈科大）今年剛好三十年周年，三年內就蓋了一間護專，醫院啟業八年後，又蓋一間醫學院而後成為慈濟大學，迄今也已二十五年了，真是不簡單。

——釋證嚴

一九八六年八月花蓮慈濟醫院啟業了，醫院內的行政、護理、藥劑、檢驗等等人員，在歷經數月的準備之後，終於披掛上陣。可是大部分的人都是生手，不太知道如何好好的去經營這一家醫院。而在花蓮人眼中的慈濟醫院，是一家慈善醫院，加上與臺大醫院建教合作，因此過去經常到臺北大醫院看病的病人，慕名前往慈濟醫院尋找臺北來的名醫診治。

然而，前來看診的病人卻常常碰到住院醫師代診，原因是教授們今天因為要開會不能來；也有人因為小孩發燒到急診，卻遭到急診醫師擋駕，理由是發燒未達三十九度，請他去掛一般門診拿藥。還有病人住院到了星期六、日，主治醫師回臺北去了，值班人員往往不知道病情，常常回答病人說：「有問題，星期一再說吧！」也有人認為，慈濟醫院應該是慈善救濟院，他們開車來接病人回家時，會拒絕繳納金額不高的醫藥費用。凡此種種，都是慈濟醫院剛啟業時常常發生的問題。

除了醫病，也要醫心

花蓮人對於慈濟醫院的期待，遠超過醫院所能給予的；而花蓮人對慈濟醫院的苛責，也遠大於其他都會區的醫院。因此，慈濟醫院比其他都會區的大型綜合醫院更戰戰兢兢的經營著，一不小心，醫療糾紛時有所聞。院內也常常聽到病人、家屬跟醫護人員有爭執，而這些紛爭，其實就源自於醫生與病人之間對於醫療認知的落差。

那時候媒體尚未開放，沒有有線電視，更沒有手機網路等可以推廣醫學教育，病家總是期待一針見效，卻常常碰見堅守原則的慢郎中。當病人的病情進展不如期待，再加上找不到主治醫師，有時候藥物不足，導致各式醫療糾紛層出不窮。病人與醫護之間的各種爭執，也就一件一件的傳入精舍，也傳到證嚴法師耳裡，法師被質問：「你的醫院怎麼可以這樣？」「你的醫師怎麼不講道理？」出家人只知道蓋醫院可以救人，怎麼知道開醫院後會有這麼多的麻煩呢？

於是證嚴法師走進了醫院，走到急診室，走到病房裡，用他的眼睛去觀察這家醫院裡的一切。法師是個平常人，他不是醫師，對醫療的期盼自然與一般病人一樣，「有病就要醫，是唯一不變的真理！」但有沒有病？病得重不重？該由誰來認定呢？急診醫師需不需要把每個病人都收進去住院呢？

證嚴法師深信，病人的感受最重要。他以一個宗教家就是要救人的情懷，期待急診醫師對待病人不要分病情的輕重，只要病人需要醫療，值班醫師便應該加以診治，不要推諉，甚至將病人送到門診去。法師認為，既然要辦醫院，就應該要醫治所有病人，不論是生理上有病，還是心理上有病；如果病人明明有病痛，醫師檢查不出問題，可能在心理上是有很大的問題，我們也要好好的說明，讓病人能夠安心的回家。

就是這些醫療觀念上的落差，使得早期慈濟醫院的醫師，尤其是臺大醫院派來支援的主治醫師和住院醫師們，與院方管理階層常常呈現緊張的關係。一些前來支援的臺大醫生們更把這些醫療觀念上的落差掛在嘴邊，回到臺大醫院之後跟同事們宣傳，認為慈濟醫院是在開教學醫院醫學教育的倒車，這樣子的作法反而會延誤了急診真正需要治療的病人。

實際上，差不多二十年前開始，臺大開始做醫學教育的改革，有一個非常明顯的變革，就是建議醫學系學生從一、二年級就到醫院去。要一、二年級學生去醫院做什麼？其實整個改革的重點，就是讓將來要做醫生的學生盡早到醫院，體會病人和病人家屬對醫療的要求是什麼。因為在過去我們成長的時代，都是醫師說了算。但從那時候到現在，有越來越多醫病共同照顧、共同決策等概念，要讓醫學生在還沒有成為真正的醫生之前，就有機會了解病人和家屬要的是什麼，而不是光知道醫護能給些什麼。這和證嚴法師當初去醫院時的心情一樣，往後醫學教育的演變，也印證了三十年前上人的先知。

傳統的醫學教育著重在醫治生理疾病，急診通常只醫大病不醫小病，住院也只住重症的病人，輕症住院便是浪費醫療資源。然而，如果我們自己身為病人或是病人家屬，尤其是一個完全不懂醫療常識的偏遠地區病人，一有病痛難道不會心急如焚，如果衝到慈濟醫院吃到閉門羹，那會是什麼情境呢？

如今臺灣醫院林立，各大醫院無不以增添各種貴重設備，並以各種優質服務為訴求。醫療已經逐漸變成一種服務業，讓我們根本不可能拒絕「顧客」的上門，當然聰明的醫師會在為病人說明病情的時間內，就把問題處理完畢，讓病人回家，但往往病人沒有感覺受到應有的尊重。良醫醫病也要醫心，能夠完全處理病人的各種問題，才算是完全治療，病人才能安心回家。

與其等待，不如自己培養良醫

早期慈濟醫院管理階層與醫師在醫療觀念上的落差，雖然造成些微的緊張和一些醫師的去職，但這種觀念上的落差，也觸動證嚴法師培養良醫的決心。他常常說：「等待良醫，不如自己培養良醫。」慈濟醫學院的設立，便是緣自於早期這種經營醫院的痛苦經驗。

很多人都在學習中長大，慈濟如此，醫師如此，整個社會也是如此。經過歷練的醫師，逐漸會懂得如何利用最短的時間，給病人最大的關懷和安慰，除了治療病人的病痛外，也懂得如何以溫柔的言語來安慰病人，讓病人能夠安心，減少病痛的壓力。其實身為醫師的我們，只要每天去看病人一分鐘，對這個病人而言，接下來的二十四小時內都會覺得醫師有在幫他看病。但是醫師如果覺得，「他的病沒有什麼問題，何必去看呢？」這個病人就會覺得自己像是孤兒一樣，今天一整天都少了醫師的關懷。

慈濟醫院一直苦苦的等待良醫，進而要培養良醫，因此，才有慈濟醫學院的成立。只是慈濟醫學院的創辦過程，卻相當的坎坷艱辛。先是期望中的土地問題懸而未決。歷經十年的變遷，慈濟醫院已經相當穩定的在地方上服務眾多病人，但花蓮民眾期待慈濟醫學院並不像醫院和護專那麼迫切，那時候土地費用高漲，徵收過程也充滿各種變數。

當慈濟基金會向教育部提出設校申請時，遭到衛生署及專家學者的強烈反對，理由是臺灣每年的醫學系畢業生已經足夠，再增加醫學院培養更多的醫師，將造成人力過剩，進而造成醫療成本高漲，形成社會資源的浪費。然而，慈濟基金會創立慈濟醫學院的目的，並不在於單純的培養醫師，而是希望以啟發人性良知，踏出教育第一步，希望藉著培養充滿愛心、關懷人間疾苦的醫師，去實踐其服務社會、救治民眾的理想。若只區區為了一個醫院或地區的人力需求，慈濟基金會不需耗費如此龐大的財力與物力。

其實，我們的目的在於將佛教「慈悲喜捨」的精神灌注在醫療教育中，期待如此潛移默化出來的學子，能在心中有這分胸懷，用之於行醫濟世之中，受益的仍是眾生。如此偉大的情操，在今日追逐物質享受的時代，無非是劑強心針，任何人都不應挑剔其理想的可行性，反而應全力支持鼓勵。畢竟這個社會如果不是還有這一群充滿理想與愛心的人們，我們終將一無所有，那才是可悲！

另外，醫師人力過剩的問題，其實是發生在都會區，並非鄉村。如何使都市鄉村的醫師平均分配，尤其是醫療水準及生活品質的平均，才是最重要的課題。以當年臺灣醫師分配來看，每個鄉鎮都有醫師，但真正由專科醫院訓練出來的醫師並不多，這也是慈濟基金會建立醫學院的另一個目的。因此，最早從慈濟醫院啟業以來，就朝向以建構全臺灣的醫療網為目標，尤其是對於偏鄉醫療的建院，更是慈濟努力以赴的目標。如今在花蓮、臺東、嘉義大林、臺中潭子、與新北新店，都是在較為郊區的地方蓋醫院，而不在都會區與其他大醫院競爭，目的就是希望住在比較偏遠地區的民眾，能夠就近有一所一流的教學醫院可以治病。

這一分充滿人性關懷與教育理念的情操，終於突破困境，得到教育部的支持。教育部醫藥教育委員會於一九九〇年五月一日同意縮減其他醫學院醫學系的招生名額五十名，並讓慈濟設置醫學系。終於，慈濟醫學院在一九九四年十月十六日創校開學，開啟了慈濟醫學教育的先河。

從無到有，偏鄉創設醫學院

猶記慈濟醫學院準備開始的那一段時間，除了校地開始整地、大興土木之外，我們這一群剛來到慈濟沒有多久的年輕醫師，經常跟著慈濟基金會林碧玉副總開會，用我們相當不成熟的想法，卻充滿理想性的論點，討論未來慈濟醫學院如何建構硬體及軟體設備，成為一流的醫學院。我們也搭乘飛機，從高雄到臺中、到臺北，去了解新建一所醫學院需要的校舍、實驗室，以及各種研究環境的需求。這些對我們這一群不到幾十歲的年輕小伙子，都是相當好的經驗，我們也了解到新建一所醫學院，所需要耗費的苦心跟歷程。

其實，私底下我們這一群初出茅廬的年輕醫師們，無不竊竊私語，慈濟真的要蓋醫學院嗎？我們真的有能力新建一所醫學院，並且教出好的醫學生嗎？我記得那時候，林副總每次談到這個問題，她的雙眼炯炯有神，語氣堅定的告訴我們：「你們要有信心，醫學院是為了要培養良醫。」所以只要我們身體力行，以我們做榜樣，一定可以讓慈濟的下一代學生，踏著前輩的腳步向前邁進，成為慈濟理想中的良醫。

早年臺大病理科蘇益仁醫師對於慈濟醫學院的成立非常憂心，他經常認為，醫師人力既然過剩，又有誰願意到花蓮來念醫學院呢？他也擔心，一所醫學院需要多少的師資與設備、經費，這些都不是慈濟所能負荷的。不過，蘇益仁教授依然全心全力的護持慈濟，幫病理科成立各種檢驗設備，每星期有外科病理討論會，他都會帶頭從最簡單的病例討論起，讓年輕醫師們能夠浸淫在病理生理學與臨床治療之間的正確診斷和觀念。

當初，蘇益仁醫師曾經與林副總打賭說：「如果醫學院能夠成立，如果醫學系真的能夠被教育部同意設置，那我一定會到慈濟來。」我也記得，曾經載著蘇益仁教授到精舍與證嚴法師懇談，他也提出同樣的說法。很可惜，後來他因為研究工作無法兼顧的問題，無法再依約前來慈濟醫院。不過早期他對慈濟的醫學教育，也貢獻出非常多的心力。

有了醫學院，自然需要一位英明領導的院長，才能讓這所全新的醫學院能夠脫胎換骨，走出一條與其他醫學院不一樣的路。根據教育部的規定，醫學院院長必須公開遴選，那時候遠在美國紐澤西州的李明亮教授聽到這個消息，也表示有興趣。其實，那時候的李明亮教授已在蘇益仁教授的引薦下，先向成大醫學院提出遴選申請書。

李明亮教授是臺大小兒科出身，在美國專攻分子遺傳學，也曾經回臺大醫學院生化學科客座教授，是國際上相當知名的小兒遺傳生化學家。基於他熱愛臺灣鄉土的理念，很想利用退休前的十年，將自己所學以及個人的教育理念，回饋臺灣社會，培養優良的醫事人才。於是透過蘇益仁教授的推薦，李明亮教授也來到慈濟醫學院，參加醫學院院長的遴選。

資深教授、慈濟醫師陣容堅強

那時候的李明亮教授只有五十五歲，我記得他在遴選委員會公開演講的前一天，我們一起在亞士都飯店用餐，席間他暢談對醫學教育的理念，以及一所偉大的醫學院應該具備的方向，讓我們對他經營慈濟醫學院的未來充滿憧憬。

隔天上午，我依約開車載著李明亮教授及其夫人廖雅慧女士，一起到花蓮各處逛逛。當我們開車經過花蓮師範學院，到了四八高地，車子一左轉，我故意把車停在路邊，請他們下車。眼前一片藍色的太平洋，在七星潭海灣搭配四周低矮的漁村房舍，景色十分優美。還記得那天，天氣晴朗、萬里無雲，李教授及其夫人下車看了很久，嘴裡「哇！」了一聲，真美的地方。後來我才知道，李教授及夫人當下就決定未來要在花蓮定居，

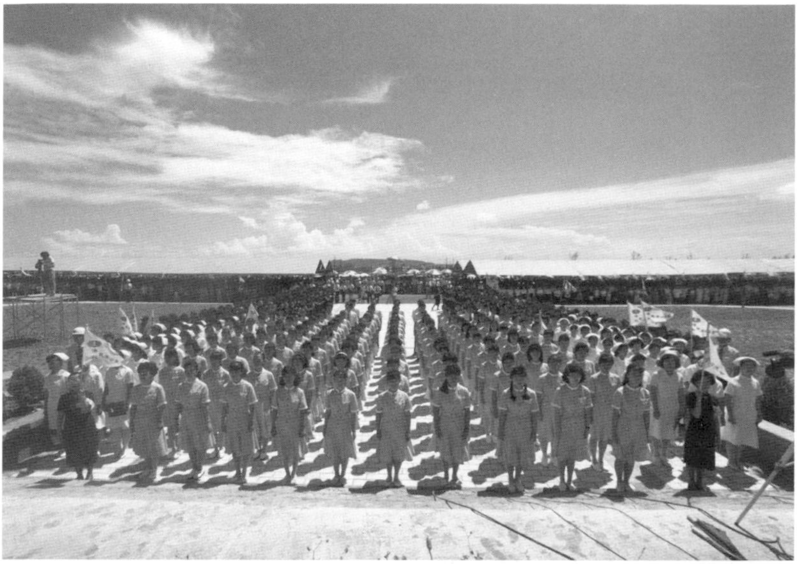

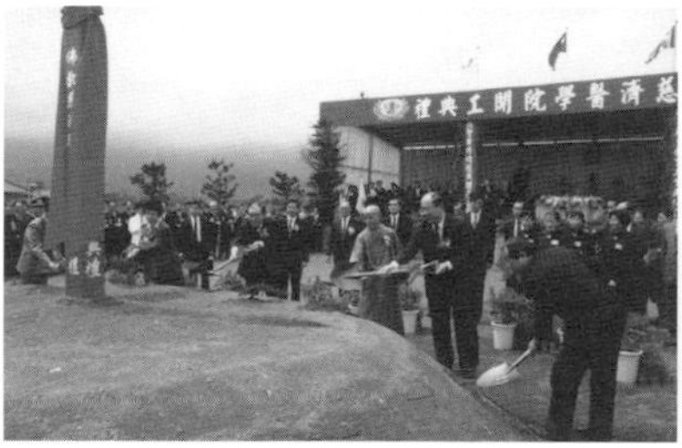

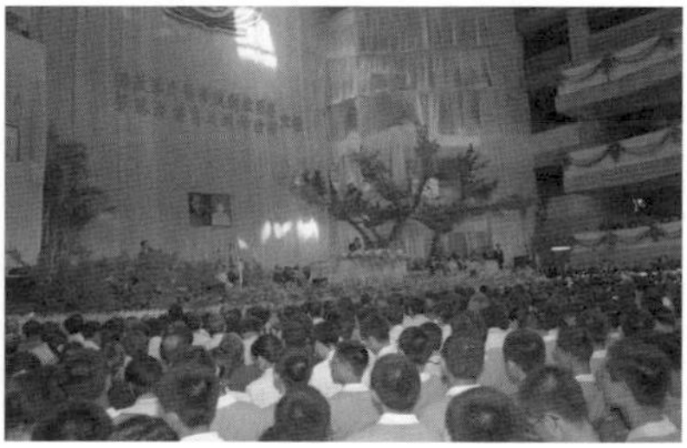

上：在慈濟醫院啟業後三年，一九八九年九月十七日慈濟護專創校開學典禮，招收一百零七位護生，有兩萬名觀禮嘉賓。攝影／黃錦益

下左：一九九〇年五月教育部通過慈濟醫學院以及醫學系的設立，一九九二年動土開工。

下右：一九九四年十月十七日，慈濟醫學院創校開學與慈濟護專五周年校慶典禮。攝影／黃錦益

一起為這所醫學院努力。

一九九〇年五月，教育部通過慈濟醫學院以及醫學系的設立後，基金會立即組成醫學院籌備委員會並且遴選醫學院院長。當確定李明亮教授擔任首屆慈濟醫學院長之後，他便馬不停蹄的在全美以及臺灣各地，招募優秀的醫學院教師，共同為打造一所第一流的醫學院而努力。

接下來那段時間正好成立了「慈濟醫學研究中心」，也創辦了《慈濟醫學雜誌》，因此順理成章的，醫學院籌備處就在醫院十一樓的研究中心落腳。第一批慈濟醫學院的老師也紛紛進駐這個研究中心，並且為醫學院的未來規劃軟體及硬體的藍圖。除了李明亮教授之外，還有負責醫技系的賴滄海教授、分子遺傳學的方菊雄教授、藥理毒理學邱鐵雄教授、分子生物學的陳紀雄教授、解剖學曾應龍教授、生化學齊淑英教授，以及生理學科陳幸一教授和黃萬出教授，公衛學系的張慈桂教授等等。

歷經三年的努力與籌備，醫學院的硬體逐漸完備，慈濟醫學院終於在一九九四年十月十六日落成啟用，第一批學生也進入校園。

醫學院起初只設立醫學系、公共衛生學系、醫學檢驗生物技術學系及護理學研究所，隔年才設立醫學研究所。第一批來的老師們多數都是臺灣及國際醫學教育的菁英，像陳幸一教授就是心臟生理學的權威，他師承世界知名的生理學泰斗、心臟血管生理學大師泰勒教授（Aubrey E. Taylor）。黃萬出教授是腎臟生理學的資深教授，還有病理學的蘇益仁教授、許永祥醫師等人。對這些資深教授來講，他們把在其他醫學院努力的經驗帶進慈濟這所新的醫學院，正是如魚得水，也讓慈濟醫學院一開始即有非常資深的教師群，可以帶著學生往前邁進。當然在臨床科方面，所有早期來的醫師們，都紛紛投入各個醫學系臨床科擔任授課老師。

教學與研究並行，邁向醫學中心

一個醫師的培養需要相當長的時間，醫學系七年，男生要服役兩年，至少要九年才能完成醫師的基礎訓練，但隨後五到六年的專科醫師訓練，更需要有相當好的醫院醫師來支撐，所以，一個良醫的培養至少要十五年。慈濟醫學院從第一屆招收醫學系學生迄今（二〇一九年）已經二十五年，畢業生已近千人，完成專科醫師訓練投入各個領域的專科醫師，也已經超過五百人。

慈濟醫學院第一個十年是在培育醫學生；第二個十年則是養成專科醫師；如今進入第三個十年，首屆畢業生都已經成長，紛紛取得師資，擔起教育後進的任務。慈濟醫院也到了承先啟後的時候，根據我們的觀察，這些留在慈濟醫院裡的慈濟醫學系畢業生，其實都非常善良，他們永遠把病人放在第一位，不會為了名利而計較。更重要的是，他們還能傳承師長們謙沖有禮的特性，努力進行臨床及基礎的研究，目的就是要讓病人們的苦痛得以解除，提升病人的健康。

慈濟醫學院的成立，對於花蓮慈濟醫院朝向醫學中心的目標來說，有相當大的幫助。一個有規模的醫學中心，必須要研究、教學、服務三者並重，而研究與教學的結果，都是為著服務病人的需要。

證嚴法師常說，慈濟的教育是為醫療而生，而醫療是為了慈善而有的。也就是說，慈濟由慈善起家，先是為了解決病人的貧苦。證嚴法師有感於貧由病起，病由貧生的道理，要解決病人生活的貧困，應該要讓他們沒有病痛，而要讓他們沒有病痛，就必須要有好的醫生來照顧他們。因此，培育良醫就成了慈濟醫療最重要的目標。

在這個目標下，二十年來慈濟醫學院培育了近千名的醫師，不只是留在慈濟醫院服務，也到全臺各大醫院成為優秀的醫師。相信經由他們的努力，在受醫學教育期間，心中所感受到慈濟慈悲為懷、大捨大愛的情懷，必定能發揮在病人照護上，為臺灣醫界注入一股清流，而成為民眾健康的守護神。

回想慈濟醫學院的建院，以及後續已發展為慈濟大學，走進校園，和敬樓外牆上有八個字「守之不動，億百千劫」，最能代表慈濟醫學院建院的精神。慈濟醫院的創立或許是臺灣的一個奇蹟，但是慈濟大學能夠順利的在這塊土地上成長，為東臺灣乃至於整個國家培育優秀具有良知的醫學人才，更加證明了凡事「非不能也，是不為也」，這句千古名言。更加證明了慈濟證嚴法師的睿智與決心，而這就是我們要傳達給每一代慈濟大學醫學系學生最大的智慧。

第十章
以人為本的醫學研究

《慈濟醫學雜誌》是一本季刊，由郭教授創辦，從最早期中文版到現在愈來愈專業，已是全英文專業期刊。當時郭教授要創這本研究期刊，我認為，對的事，做就對了，總是很支持。生命的價值，就是在把握當下，分秒不能讓它偏差。而我們一面回顧過去，更要注意長遠的未來。人，有生命科學，有天地乾坤超越的科學，有很多無邊際的不同領域。年紀到了自然會老化，老化是否也算是一種病症呢？這讓我感覺到醫療的研究發展還有更大空間。人之大患，因為有身體，在生老病死中，身體會消逝，但我們的生命價值——慧命，會留著。這就是生命最有意義之處。

——釋證嚴

一九八六年慈濟醫院落成啟用，為臺灣東部的醫療史寫下新頁，許多年輕醫師相繼東來，希望經由身體力行使東部民眾方便就醫，然而，他們也希望藉著豐富的醫學知識讓東部民眾都能得到最好的醫療照顧。可是，醫療的領域浩瀚無窮，科技的進展一日千里，每一位醫療工作者都必須隨時汲取新知，不能跟上時代腳步的醫師絕非良醫，更可能對病人的治療及診斷造成錯誤。

證嚴法師深諳此理，因此，在籌建慈濟醫院的同時，心裡便萌生「慈濟醫學研究中心」的雛形，希望藉著研究中心的成立幫助院內醫師從事醫學研究，讓所學所知更上一層樓，因此，從一九九〇年十一月便開始籌備。

為病人，醫師要多研究多讀書

「慈濟醫學研究中心」成立初期，主要是由臺大醫院病理科蘇益仁教授及慈濟醫院的楊治國醫師和我負責籌備。其實，慈濟醫院一開始就設置了研究管理委員會來統籌管理實驗室，因此在籌備研究中心的會議中，我們制定了慈濟醫院研究計畫申請辦法及審核辦法，希望藉由院內研究計畫的補助，使得醫師得以在研究中心內進行研究，也可補足醫院初期不容易申請到國科會和衛生署研究計畫時，醫師們能有經費可以進行研究。

開始的幾次研究中心管理委員會開會時，證嚴法師都親自列席參加，並且提出看法。他曾經語重心長的說：「慈濟醫院是眾生的醫院，要使得病人有更好的照顧，一定要鼓勵醫師多從事研究、多讀書。」他不希望慈濟醫院的醫師們只是空有愛心，而是學術與愛心兼備的好醫師，這樣子他建院的理想才能實現。至於經費的來源，他表示，慈濟將全力支持，請醫師們不用擔心，全心投注於醫學研究。

一九九二年一月二十六日，「慈濟醫學研究中心」在醫院第一期建築後棟十一樓隆重揭幕。爾後，研究中心陸續引進臺灣及海外基礎醫學優秀人才，臨床與基礎的結合性研究也逐漸增多，這時也正是慈濟醫學院的籌備階段。從一九九二年往後的三年當中，由於醫學院需要教學及研究人才，因此在基礎醫學方面，由李明亮、陳幸一、方菊雄、賴滄海、黃萬出、齊淑英等教授進入研究中心主持。臨床醫學方面，除了我，還有楊治國、許永祥、林憲宏、黃呂津、簡守信等醫師，也開始進行各種臨床及基礎的研究。

這時候的十一樓研究室，常常到了半夜還是燈火通明，許多研究技術人員也十分忙碌，在慈濟醫院開始第七、八年的時候，研究風氣鼎盛，後續很多醫師也加入研究中心的行列。但是因為空間有限，研究室顯得日漸擁擠，雖然如此，各個研究室的醫師、研究員及研究助理們，不但不會因為研究空間不夠、設備不足而有爭執，反而是因為研究資源有限，大家非常珍惜，彼此互相協助，關係非常融洽，甚至幫忙想出新的研究點子。這是「慈濟醫學研究中心」成為臺灣一級研究中心的濫觴。

「慈濟醫學研究中心」於一九九五年七月改名為慈濟醫院研究部，主

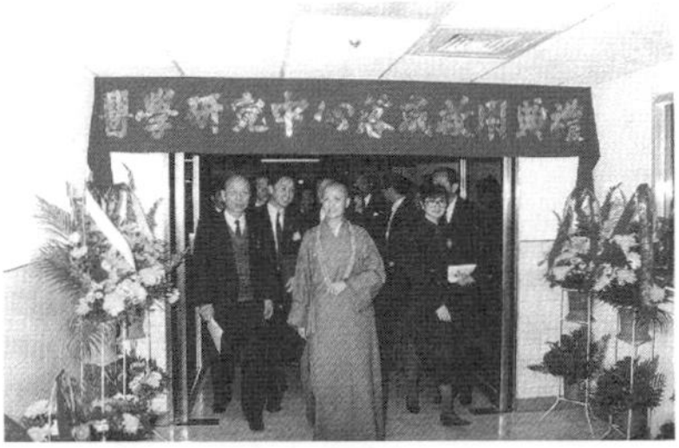

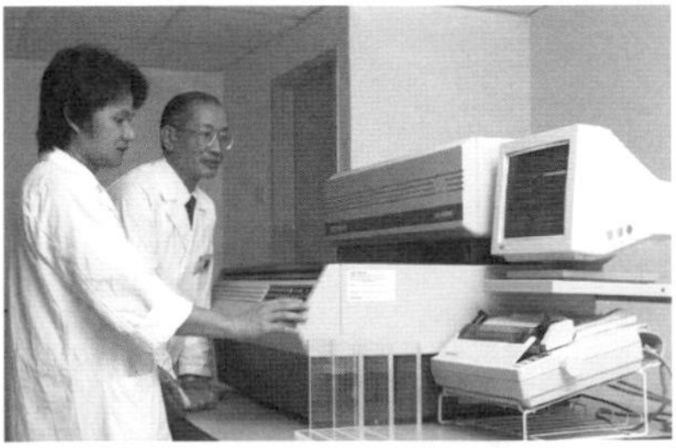

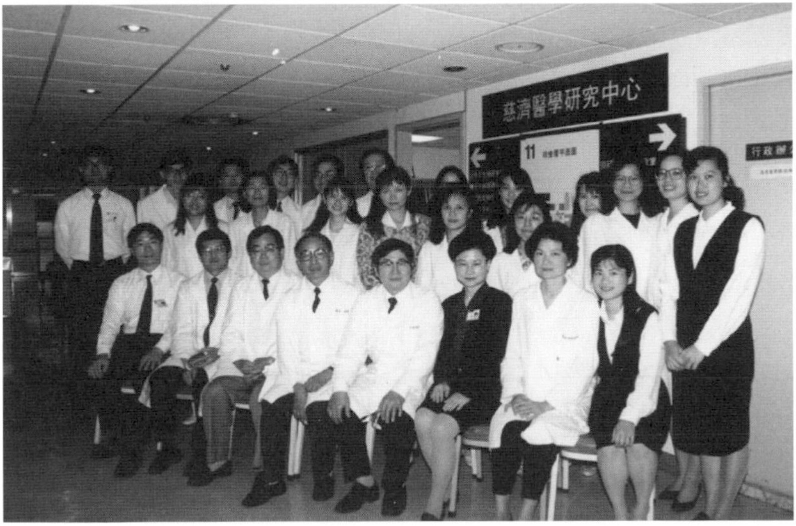

左上：一九九二年一月二十六日慈濟醫學研究中心揭幕，初期主要是由蘇益仁教授、郭漢崇醫師、楊治國醫師等人負責籌備。

右上：慈濟整合醫學院與醫院資源進行研究，圖為一九九二年陳幸一教授（右）與技術員程文祥先生於研究室。

下：研究部門陣容日益壯大。圖攝於一九九四年。

要以臨床研究為主，基礎研究的部分則移到前一年已成立的慈濟醫學院，成為醫學生教育的主體。醫院研究部也藉助醫學院基礎醫學老師們的指導，繼續結合基礎與臨床的研究工作。最主要的目標是提升慈濟醫院學術水準、培養研究人才與專業知識、加強優質的照護，並且使得慈濟醫院能夠成為醫學中心，成為未來慈濟醫學院的教學醫院。

在大家的努力下，花蓮慈濟醫院在一九九九年成為準醫學中心，二〇〇二年升格為醫學中心。前來花蓮慈濟醫院的各科醫師也陸續投入臨床研究工作，如黃士銘、尹文耀、陳中明、陳宏曙、蘇泉發、朱清華、方德昭、郭煌宗、蔡承恩等等，他們的研究範圍包羅萬象，由臨床到基礎，傳統生理學到分子生物學，這些也都是未來花蓮慈濟醫院醫師努力研究的方向。

辦醫學雜誌，給研究者舞臺

當我們在構思籌備研究中心的同時，我心裡萌生要出版一本《慈濟醫學雜誌》的想法。我本來要出國進修，因為決定來花蓮完成人生志業，捨棄前往美國進修的機會，但是我對於學術研究念念不忘，所以想著乾脆自己來辦一本醫學雜誌，目的就是希望我們醫院的醫師們有一個發表自己研究成果的園地。雖然在臺灣或國際上也有不少醫學雜誌供發表，但學術論文競爭非常激烈，有些年輕醫師所寫的論文未必能躋身知名或權威雜誌，如果慈濟醫院能有一本醫學雜誌，即使有些論文不能夠被其他雜誌接受，也能刊登在屬於自己的雜誌，使大家得到學術研究訓練的機會。

任何研究成果都值得刊登，任何醫學研究也都應該被重視。基於這個理念，我邀集了幾位資深醫師一起，很勇敢的創立了這本《慈濟醫學雜誌》。當初要創辦發行的時候，我特地到精舍見證嚴法師，表達出版這本雜誌的意願，師父聽了我的理念想法，二話不說，當場答應全力支持。

其實在一九八九年五月《慈濟醫學雜誌》創刊的時候，臺灣各大醫院當中，有能力、有膽識，敢出版一本純醫學論文雜誌的醫院沒有幾家，主要還是以臺大醫院、高雄醫學院、榮民總醫院這三大醫學中心，其他的綜合醫院，光看病人都來不及，哪有醫師會想要創辦醫學雜誌。慈濟醫院正是具有這種往前衝、往前走的精神，才敢在醫師人數都還不多的情況下，勇敢的出版這本雜誌。

藉由這本雜誌的發行，希望能夠帶動東部的醫學學術研究風氣，進而有助於執業醫師的精進。然而，給獎勵金也不見有醫師來投稿。最開始的兩年內，這本雜誌的文章大都是以教育性的文章為主，由我擔任總編輯，幾位資深醫師擔任各單元編輯，但我們再怎麼熱心邀稿，也只有寥寥數篇綜合性論文及原著論文可刊登。

在製版印刷還是用鉛字排版的那個年代，我就利用到臺大醫院看完門診之後的空檔，到臺北市公園路的印刷廠，將打字初排好的論文做版面的調整修改。下班後、甚至回到家，還要忙著雜誌的校稿以及修正，十分辛苦，但可說是樂此不疲，因為我確定有心就有力，未來這本雜誌一定有機會成為國際性的醫學期刊。

自一九九一年開始，《慈濟醫學雜誌》（TZU CHI MEDICAL JOURNAL）改頭換面，主要以刊登原著論文及病例報告為對象，綜合性論文及教育性論文數量逐漸減少，到了該年年底的第四卷，雜誌發行全部改為原著論文和病例報告，成為一本專業性的醫學期刊。一九九三年，《慈濟醫學雜誌》獲得國科會評鑑為科學性醫學雜誌，在臺灣一百多本科學性刊物中的積分排名前二十名，這在當時算是一項非常不容易的成績。

二〇〇五年，雜誌全面改為英文出刊，並陸續增加醫學倫理文章及病理之頁的文章，雜誌內容更加豐富多元。到了二〇一七年，《慈濟醫學雜誌》被收錄到美國國家醫學圖書館PubMed Central國際醫學文獻索引資料庫，成為一本國際性的醫學期刊，從此我們雜誌中所發表的論文，都可以被各國專家學者搜尋、引用、下載，論文被引用的篇數與次數也逐漸增加。

回想雜誌剛發行的時候，稿源相當不足，要退一篇稿件都捨不得，身為總編輯的我總是傷透腦筋，想起這許多年來走過的艱辛，真的是一步一腳印；到了現在退稿率已經超過百分之五十，在臺灣的科學性期刊裡面也算是相當不容易。至今（二〇一九年），《慈濟醫學雜誌》（TZU CHI MEDICAL JOURNAL）邁入第三十一年，投稿量增加許多，且除了臺灣的醫師投稿之外，也有許多來自亞洲、東南亞，甚至是中東的投稿。院內同仁們孜孜矻矻的努力著，期望這本雜誌能真正代表慈濟醫院，成為臺灣及全球醫學界受人重視的刊物。

值得一提的是，除了兼具國際性，《慈濟醫學雜誌》也很重視本土性的研究，雜誌中刊登了許多有關臺灣的疾病統計分析，尤其是臺灣東部特殊疾病的研究報告。未來，我們還是希望這本雜誌的水準能夠持續提升，希望能被收錄在世界著名的Medline或是Science Citation Index等科學性期刊索引。

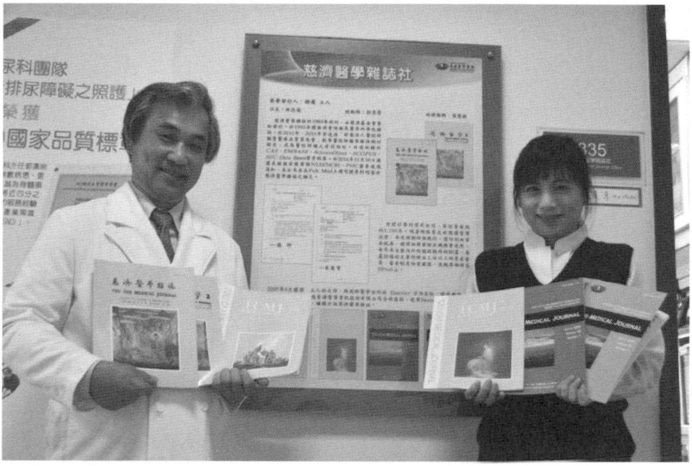

《慈濟醫學雜誌》創立至今，已成為受國際肯定的醫學期刊。

《慈濟醫學雜誌》的發行與慈濟醫院的發展息息相關，有了這本雜誌，慈濟醫院醫師們的論文便能夠被認定為評鑑有效的醫學論文，也是經各大醫學院認定為教師升等有效的醫學論文。慈濟醫院不僅成為真正的一家醫學中心，而且是有能力出版醫學期刊的醫學中心。

因為始終保持對於醫學研究的熱忱，當年在與陳幸一教授共同建立慈濟醫學研究中心的同時，也注意到研究的品質及倫理的重要，早在一九九〇年起慈濟醫院就在陳幸一教授的指導下，成立「人體試驗計劃審議委員會」，也就是現今的「研究倫理委員會」，做為醫師及研究人員提出臨床研究計畫中，注重醫學倫理的準則。早在衛生署公告所有的研究中心及大學必須要有臨床研究倫理委員會之前，我們便已經成立研究倫理委員會，這可能也是臺灣第一個在醫院內部自行成立的委員會。這項工作一直到今天，仍然是臺灣各大醫學中心裡面，審核最嚴格的倫理委員會。

所有研究，都為解決病人的問題

我一直認為，當一位臨床醫師，在忙碌的醫療工作之外，要兼顧醫學研究、醫學教育，又希望能保有一顆人文的心，其中建立良好的醫病關係，便是非常重要的一件事。即使當年來到偏遠的花蓮行醫，仍想著不只要當一個醫師，還要當一個臨床研究者，更要保持照護病人心的使命感。如何能在第一線臨床工作中尋找合適的研究主題，並且進行長時間縱向的醫學研究，其實是相當重要的一件事情。如果不能夠顧及現實，雖然有理想，卻可能會在追尋過度高級的醫療研究工作時，遭遇到挫折。其實，不如退而求其次，尋找適合當地醫療環境以及有較多醫療資源的疾病，深入研究，比較能夠得到有意義的結果。

其實，很多臨床的研究，只要有創意，並不一定要花很多錢。大約一九九三、九四年開始，我就專心於研究膀胱過動症導致病人尿失禁的治療，從紅辣椒素試到仙人掌毒素，到後來發現歐洲有人使用肉毒桿菌素注射於膀胱內，用以治療神經性膀胱過動症及尿失禁，我突然靈機一動，如果肉毒桿菌素可以有效抑制神經性膀胱的膀胱過動症，那對於非神經性膀胱的膀胱過動症應該也會有效。

接著我就大量收集國際上的研究成果，仔細閱讀之後歸納分析，最後大膽的提出人體試驗，將一百單位的肉毒桿菌素注射到病人的膀胱壁，初步的結果令人振奮。因為用這種小單位的肉毒桿菌素，除了可以有效的抑制膀胱過動，改善病人的尿失禁之外，只要小心的調整注射部位及深度，也可以達到治療效果，而且不會影響病人的正常排尿。

有了令人興奮的研究成果，我應用肉毒桿菌素治療脊髓損傷的神經性膀胱，然後擴展到非神經性膀胱的膀胱過動症，甚至用到治療攝護腺肥大以及女性排尿困難。二十多年來，我發表與肉毒桿菌素相關的功能性泌尿學論文多達八十幾篇，成為全世界肉毒桿菌素應用最廣的一個醫師。

我當初並沒有想到要做這麼多，但是所有的研究，都是為了要解決病人的問題。當藥物治療無效的時候，臨床醫師往往需要用盡腦筋，想一些對病人有利的治療方式。這樣的臨床研究，不只是在臨床上有用，也可以應用到基礎醫學上的研究，讓整個的診斷及治療更加完整。

其實很多的臨床治療，最重要的是正確的診斷。如果沒有精準而正確的診斷，縱使知道有哪些治療方法，也未必能夠很巧妙的應用到病人身上。例如有些病人排尿困難，解不出小便，在外院治療了好幾年，完全沒有辦法解決問題，他們來到花蓮，我透過錄影尿動力學檢查，確診為功能性排尿障礙，主要的問題是在尿道括約肌放鬆不良，經由肉毒桿菌素注射之後，病人就可以恢復正常的排尿。當他們能夠自行排尿時，總是欣喜若狂，有人甚至流下了眼淚。看到病人恢復健康，這也是臨床醫師從事臨床研究最大、最大的喜悅！

因此，我認為，臨床研究的初始，在於對病人的關心以及對於真理的追求。在我們的行醫過程當中，不要忘記醫療中的每一個小細節。很多在醫療診斷和治療時候所發現的不合理變化，也許正是上天開啟的一扇研究大門。如果我們發現有反覆出現不尋常的徵候，那可能就是一種現象。在這個時候，應該趕快去找問題、找答案，有時往往會有很重要的研究發現。如果我們沒辦法在有限的環境中去做更基礎的研究時，不妨利用其他研究者的基礎研究結果，來做為自己轉譯研究的起點。然而，研究的終點，依然應該是病人的福祉，而不是自己升等或得到什麼獎勵。在研究的過程中，千萬不能忽視道德和良知。這樣子的訓練，才能夠使一個臨床醫師得到最好的研究題目與研究成果。

其實，對一個臨床醫師而言，除了研究之外還要注重教學。不只是醫學院的學生，還要包括科裡的年輕醫師、住院醫師、以及護理、醫技人員。本著團隊合作的觀念，將自己所學的醫學知識，加上團隊工作上必須要有的醫學常識，盡量快速的傳遞給團隊中的每一分子，使得大家能夠有一致的方向以及一定的水準，共同為創造團隊的最大效益與照護病人的健康而努力。

辦醫學年會，自創學術舞臺

基於這樣的理念與自我訓練，我在二〇一七年一月就任為慈濟醫療財團法人副執行長，最重要的工作是要推動慈濟醫療志業的研究發展工作。同時又仔細思量，慈濟醫療志業各院區的研究屬性不同、研究資源不同、研究深度也不同，醫療法人如何來協助有心想踏入臨床研究的年輕醫師，甚至是臨床醫學生，能夠有資深醫師或醫學院的老師可以指導，讓他們更有信心進入臨床研究的殿堂；如何協助已經具有研究基礎的臨床醫師，能夠深化研究的深度及廣度；如何發展各臨床科，成為在臺灣甚至國際專家認定之特色醫療……等。

所以在醫療法人項下，我帶領研擬了各種研究計畫的補助方案，包括：專任人員補助計畫、學生與臨床醫師合作研究計畫、跨院校合作研究計畫、跨院區合作研究計畫、中研院與慈濟合作研究計畫、以及推動臨床科特色醫療的發展計畫，希望能夠藉著慈濟醫療志業各種不同層級的研究，結合不同研究深度的人員共同合作，來提升整個慈濟醫療的水準，期望能達到世界一流醫學中心的目標。

慈濟醫療志業已邁入第三十三個年頭，各院區各醫療科亦於穩定中發展，各臨床科也紛紛投入研究，陸續展現很好的研究成果。這些成果，除了可以發表論文之外，我心想，如果有一個學術舞臺，可以讓慈濟的醫師

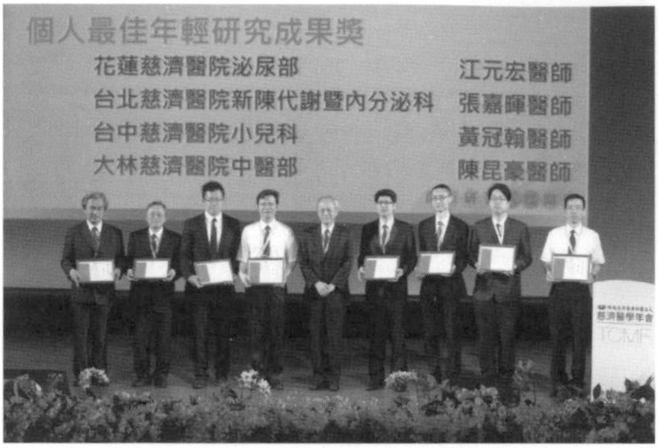
個人最佳年輕研究成果獎
花蓮慈濟醫院泌尿部 江元宏醫師
台北慈濟醫院新陳代謝暨內分泌科 張嘉暉醫師
台中慈濟醫院小兒科 黃冠翰醫師
大林慈濟醫院中醫部 陳昆豪醫師
慈濟醫學年會
TCMF

第一屆慈濟醫學年會於二〇一七年十月舉辦，希望匯聚慈濟醫療志業醫學研究的能量，有更多更好的發揮平臺。攝影／江昆璘

來發表自己所做的研究，哪怕是只有一點點的發現，都可以發表出來。所以在二〇一七年十月舉辦了第一次的「慈濟醫學年會」，這是屬於慈濟的醫學盛會，從醫師、護理、醫技、甚至是行政同仁所做的研究，都可以在此發表，所有投稿被接受的摘要，也交由《慈濟醫學雜誌》發行附冊，這些研究內容在網路上全世界都可以搜尋得到。

有年輕醫師分享，他一開始覺得為什麼要辦慈濟醫學年會？但後來自己有很豐富的收穫和體會。他說：「院方希望我們參加，但這是非正式醫學會的年會，沒有吸引我去參加的動力。其實，在我們各專科的醫學會年會，年輕醫師除了口頭海報發表、討論式海報發表，幾乎是沒有機會在專科研討會中演講，更不可能有當座長的機會，因為我們的層級也不夠。但經過兩次參與慈濟醫學年會，在慈濟醫學年會的平臺，讓我們有練習的機會，不論是在專科研討會中演講，甚至是擔任座長的角色。未來，在我們的專科醫學會正式的年會中，甚至是國際醫學年會中發表時，會讓我們更有信心的站在講臺上發表演說。」

對於醫學教育，我一向不遺餘力，至今也出版超過二十本醫學叢書。因為我們在慈濟有醫學院，有七家醫院、一千多位醫師，其中任何一位醫師將他臨床工作或教學、演講的資料以淺顯易懂、內容完整的方式集結成書，就可以成為以後各科醫學生臨床教學的重要教材，以及適合社會大眾閱讀的健康叢書。

於是我設置了推動編撰慈濟醫學叢書的辦法，協助有意編撰醫學叢書的科別，能順利完成編撰。如果我們能夠撰寫專業書籍給學生、住院醫師閱讀，一年十本，十年就一百本，未來可以集結成為「慈濟醫學文庫」，成為醫學生習醫時很重要的本土參考資料。雖然出版須考量通路或銷量等市場性的問題，但證嚴法師提過，銷路是其次，重要的是要留住歷史。

在這樣的多方努力之下，慈濟醫療志業各院區的醫學研究莫不蒸蒸日上，可以跨過不同院區、同一專科的合作，或是與醫學院老師將基礎與臨床結合，甚至使得慈濟醫院臨床醫師也能與中央研究院相關研究人才互相密切合作，達到建立「慈濟醫學研究中心」最初的目的，也就是照護病人，提升醫療水準的終極目標。

第十一章

最深刻的一堂課——無語良師

有一天我來到心蓮病房，在大廳看到一群學生坐在地上，李鶴振居士坐在椅子上吊著點滴，他對學生輕聲地說話。我在後面聽，很感人。他說：「你們將來要當醫生，需要上這個課，我把身體交給你們，你們可以在我的身上劃錯幾十刀、幾百刀，但是將來千萬不能在病人身上劃錯一刀。」這就是慈濟模擬醫學中心的大體老師的心願，對於他們，我很安心，就是不捨而已。

——釋證嚴

二〇一〇年八月二十九日星期日的傍晚，二十幾位來自臺灣泌尿科醫學會、耳鼻喉科醫學會、整形外科醫學會、以及花蓮慈濟醫院創傷小組的醫師們，穿著整齊的醫師服，端坐在靜思堂地下二樓的講堂，等待著即將到來的模擬手術課程暨雙向交流的人文儀式。

七點整，由精舍師父帶領著一批批的家屬走進會議室，典禮即將開始。在司儀介紹完主辦單位以及在場貴賓之後，便由四個醫療科的醫師代表，一一上臺介紹明天即將要進行大體模擬手術八位大體老師的生平事蹟。

這樣的場景，每年會有八次在這裡舉行，其中的四次是由慈濟醫學院六年級學生參與的大體模擬手術，另外四次則是由臺灣與海外各大外科系醫學會的醫師們，共同參與的模擬手術進階課程。而這個雙向交流的人文儀式，就是開啟該次「大體模擬手術」課程的第一個儀式。

模擬手術教學，從醫學生到各醫學會專科醫師

記得是二〇〇九年時，我接到亞洲泌尿科醫學會的請託，詢問明年在臺灣舉辦亞洲泌尿科醫學會年會時，能否在年會前幾天舉辦一個工作坊。

我思考了很久，在花蓮，要如何才能舉辦一場很好的工作坊呢？於是我想到大體模擬手術，因為慈濟大學的模擬醫學中心是臺灣唯一，也是全世界唯一的模擬醫學手術教育中心，所以我去向證嚴法師提出了這樣的構想。

慈濟大學在二〇〇二年五月，首次為醫學系六年級生舉辦模擬手術教學課程，由花蓮慈濟醫院外科團隊協助，接著每年開辦課程；二〇〇五年八月開始增加訓練住院醫師的模擬手術課程；二〇〇七年三月起的模擬手術課程調整為每次四天，前兩天針對醫學生，後兩天針對住院醫師與主治醫師，這個模式延續至今。慈濟大學模擬醫學中心正式成立的時間是二〇〇六年六月。模擬手術課程一開始的目的在於訓練這些未來的醫生，有機會使用大體老師捐贈的遺體進行各種簡單的外科模擬手術，一來讓他們了解手術時必須要知道的常識，二來也經由切割大體老師的身體進行手術以及縫合的過程，了解到生命的價值與意義，以及未來對於病人應該有的關懷。

原本大體模擬手術只限於慈濟大學醫學生與住院醫師，是屬於大學內醫學教育的一環。如果我們要把大體模擬手術訓練工作坊提升到專科醫學會的層次，甚至成為區域性、或是世界級醫學會的年會工作坊項目之一，我們所揭櫫的人文精神，是否能讓所有參與的學員們都能夠遵行，這是最值得擔心的事情！

當初證嚴法師對我說，他很相信醫師們的專業，但他要求我，一定要堅持做好重要的人文儀式。大體老師大多都是師父的弟子，都是他口中尊稱為醫學教育的「無語良師」，要在這些弟子遺體上劃下上百刀，這是何等令人心痛的事啊？如何能做到在手術過程中做到對遺體的尊重，是他最擔憂的事！

其實，每一個剛接觸慈濟大學模擬醫學中心大體模擬手術課程的醫師，在剛接到訊息，得知要參加模擬手術訓練營，一定要參與其中一項人文儀式時，第一個反應是手術哪有什麼人文儀式？不是很簡單的向遺體拜一拜就好了嗎？但是，當學員們參與了家訪、啟用典禮、縫合入殮、感恩追思典禮，以及入龕典禮之後，就會了解這麼綿密過程規劃的人文儀式背後，所隱含的真實意義。

我請證嚴法師放心，我會再三叮嚀，我相信所有的學員一定會做到。

大體老師教我們的事

就像二〇一〇年八月二十九日這一天晚上舉辦的雙向交流人文儀式一樣，每一位上臺報告大體老師生平事蹟的醫師們，經由對大體老師家訪所得到其真實事蹟的感動，讓他們在撰寫大體老師生平的時候，充分流露出對其無私奉獻的精神的敬佩與感動。這些老師們的大體，不再是一個學習手術與解剖的冰冷遺體，而是一個具有生命力，綻放著人性光輝活著的軀體。這對於一個已經成為專科醫師的外科醫師而言，從他離開醫學院的教育體系進入職場，才是另外一個人生課程學習的開始。而且經由大體模擬手術的洗禮，他們才能重新認識生命的價值，從大體老師的奉獻，習得何謂無私、何謂大愛？

大體模擬手術的每一個課程，早在一年前就開始規劃，對於所需要的大體老師性別、身體狀況、是否曾經接受過手術的限制，以及即將施行的手術術式，模擬醫學中心的同仁們都會做好通盤的了解與準備。早期為訓練醫學院醫學生及住院醫師的大體模擬手術課程，內容偏向於簡單的手術，例如在軀體、四肢，做簡單的切割與縫合。

如今，我們將大體模擬手術提升到專科醫師訓練的程度，就與一般常做的外科手術不一樣，而是要練習較高難度的術式，外科系專科醫師可以在真實的人體上做更進一步探討，由不同的角度、不同的部位，去了解一些重要的解剖學結構上的問題，或是經由不同的開刀路徑，認識與熟悉應該注意的解剖學上的危險地帶。

這些手術都可以讓專科醫師們了解，如何讓手術過程順利的進行，避免意外的發生；或是利用正確的手術路徑，來達到更安全的手術結果；這些除了可以減少外科手術的併發症之外，更可以讓病人得到更好的治療效果，這點相當的重要。比起醫學生學習初步外科技能的大體模擬手術，結合醫學會所進行的大體模擬手術工作坊，是更能夠提升外科醫師手術技能的重要訓練營。

每一個參與大體模擬手術的學員，都必須要參與其中一項人文儀式，「家訪」是最重要的一環。家訪，對於大體老師的家屬別具意義，在於讓學員能夠真正的了解到大體老師的生活背景，捐贈遺體的初衷，以及家屬對於大體老師捐贈遺體的支持度。

其實，當我們走進每一個大體老師的家庭後，都會發現他們其實都是相當平凡的家庭。有些人生活並不富裕，只是一般市井小民，居住在狹小的房屋裡面，做著勞力工作，甚至三餐只夠溫飽。也有很多大體老師是慈濟會員，從證嚴法師的口中得知，捐贈大體對於醫學教育，乃至於民眾健康的重要意義，也深信只有捐贈大體給慈濟模擬醫學中心，利用身後的無用之軀來達到最大的用途，才是發揮人性最光輝的一面，也因此他們願意在往生後，將遺體捐出來。

還記得我在二〇一一年那一場大體模擬手術進階課程前夕，我帶著學員到臺中，劉惟行大體老師的家中拜訪。劉老師因罹患胃癌而往生，享年六十二歲。他的身形魁梧，自幼家境富裕，從小到大都過著非常優渥的生活，為了子女的教育而全家移民美國洛杉磯。在移民前，惟行師兄還特地去學做燒餅、油條，以便在美國可以做個小生意。

在全家移民美國之後，惟行師兄因緣走入慈濟，慈濟人所給予的關懷，讓在異鄉的他找到家的歸屬感。他也經常以自製油條與大家結緣解鄉愁，對慈濟人來說，「油條師兄」是對他最親切的稱呼。同是慈濟委員的妻子盧修師姊談到惟行師兄生前的種種，眼神充滿著欣賞與不捨，言談中數次落下傷心的眼淚，看得出鶼鰈情深。一路上慈濟人的陪伴與關懷，讓惟行師兄充滿快樂與感恩，在最後的人生路，選擇簽下大體捐贈同意書，為醫療教育再盡一分心力。與妻相約來生再續緣，兒女們也將繼續他未完成的慈濟路。

經由與這些大體老師家屬的談話，有些參與的醫師原來高傲的態度，逐漸轉為謙卑，因為比起大體老師以及他的家屬，那種無私奉獻的精神，這一群本來只想利用大體老師的軀體來進行高難度手術技術研習的醫師們，也逐漸了解，比起老師們，自己真的非常渺小。也從這第一個家訪課程開始，參與大體模擬手術的學員們，開始進入一週的奇幻旅程。

一週的奇妙旅途，別在病人身上錯劃一刀

二〇一〇年八月三十日早上，大體模擬手術課程的啟用典禮正式開始。七點整，所有參與模擬手術各科的醫師們整齊的站在大捨堂的佛堂裡，魚貫入場的大體老師家屬們，在精舍師父帶領下誦經、祈福儀式過

後，走入模擬醫學中心的手術房。手術房乾淨明亮，手術臺、無影燈以及教學設備一應俱全。八個手術臺整齊的坐落在手術房，每一位大體老師身上蓋著往生被。學員與家屬在精舍師父的帶領下，繞場一周之後，走到親人的手術臺周圍。

當司儀輕呼：「請掀往生被。」家屬們看著由兩位學員用手慢慢掀開往生被，露出久違大體老師的臉龐。每一個家屬都強忍住淚水，看著他們所摯愛的親人靜靜的躺在手術臺上。大體老師因為急速冷凍以及防腐處理，其實身體已些微變形，有些臉龐略顯浮腫，但是那個熟悉的身影依然如故。

學員們圍繞在家屬的旁邊，空氣凝結了幾分鐘，聽到第一位家屬發出啜泣的聲音，其他家屬也難忍內心的激動，有人放聲大哭，眼淚直流；有些家屬跪下請老師原諒他們的不孝，有些家屬則默默禱告，祈求老師在天之靈能夠安詳平安。學員們在旁邊，見到傷痛欲絕的家屬，也僅能用手攙扶身軀，給予肩膀膚慰。目睹家屬們在往生被掀開時，重新見到大體老師面容的場景，學員們也無不動容，甚至流淚，對他們來講，這是何等震撼的情景。

當醫師幾十年，雖然對於生老病死早已看淡，但是此時看到大體老師能夠捨身捐贈大體，而家屬們更能忍住喪親之痛，讓自己至親的父母，或是親人躺在手術臺上，接受即將到來四天的切膚之痛。這對於參加模擬手術的醫師學員們來講，應該是他們從成為醫學生開始，所沒有上過的生命課程，因此在隨後的各種大體模擬手術的術式，無不用心學習，因為他們知道，大體老師們就是希望學員們能在老師的身上盡量做、盡量切，把他們的身體全部翻過一遍，切一百刀、一千刀都沒關係，但是希望這些醫師們回到工作崗位之後，不要在病人身上劃下任何錯誤的一刀。

任何一個手術可以經由大體老師身上的解剖學習，而讓將來治療我們自己病人的時候，能夠正確的減少併發症發生。相信這些醫師學員，回到工作崗位去面對自己的病人時，會把「寧可在我身上割錯一千刀，但是不要在病人身上劃下任何錯誤的一刀」這句話，深深的放在心裡。面對病人手術時候，也可以增加一分信心，減少併發症的發生，從容的去進行一些難度高的手術。

大體老師對於醫界的貢獻，已經不只是對於醫學院醫學生手術技巧訓練的層次，而是提升到對於專科醫師進階手術訓練的更高層次。因為他們的捨身教育，讓這些受過模擬手術訓練的醫師可以提升技術，也會有更多的民眾能因此得到更好的手術結果。我想這是二〇〇二年時慈濟模擬醫學中心所沒有預料到的美好結果。而這樣的結果，未來也將拓展到全世界，成為世界級醫學會年會時候重要的手術課程。

四天的模擬醫學手術課程，逐漸進入尾聲，到第四天下午，課程終於全部結束。學員們紛紛在紀念卡片上，寫下對老師感恩的言語，留下名字，並且誠心祈禱祝福老師能夠乘鶴歸來，繼續造福人群。

無私奉獻，綻放人性光輝

在第四天的課程結束之後，學員們依序將大體老師的遺體仔細縫合。學員們用棉花清洗傷口，仔細檢視每一個縫線是否牢靠，手術中切除的器官再擺入原位，回復原來的樣子。有些老師生前愛美，家屬特別交代學員們，「當你完成手術後，一定要記得把老師的傷口縫漂亮一點，因為老師生前最愛漂亮，非常挑剔，所以你們如果沒有縫合的漂亮一點，他可能會不高興。」這樣子的殷殷期盼，在很多學員的心裡迴盪，因此在這最後縫合、止血，以及整理儀容的同時，學員們莫不小心翼翼地將老師的遺體，安置妥當。完成縫合儀式後，接著幫老師包紮、更衣，並且恭敬的為老師入殮。而大體老師最後所穿著的，是由靜思精舍法師親手縫製的長衫。

在這整個過程中，學員們無不動作輕巧，深怕動了老師的遺體，傷了他的尊嚴。期間也讓學員們學習到，在學習老師所帶來的醫學手術記憶之外，還要兼顧對於老師遺體的尊重。這樣子的教育，也是這些醫師們在過去醫學生的生涯中所沒辦法學到的，他們未來對於病人一定會更加尊重。入殮完畢之後，因為第二天清晨，會有送靈的儀式，為了讓送靈儀式順利圓滿，所有參與的學員們在用過晚飯後，必須返回模擬醫學中心，在精舍師父的帶領下，彩排第二天的過程。一步一步輕柔穩定的腳步，慢慢的從模擬醫學中心踏出來。伴著靈車從佛堂逐步走到大學門口。這樣莊嚴隆重的彩排，其實都是為了表示對於大體老師的尊重，以及對整個生命課程的禮讚。

第五天（星期五）清晨六點半，學員們再度聚集在大捨堂的佛堂，與家屬們在精舍師父的引領下誦經祈福，開始移靈的過程，完成送靈的儀式。而所有的慈濟志工以及參與的醫師學員們，也都排列整齊站立在走道兩旁，雙手合十，以九十度的鞠躬，恭送每一位大體老師的遺體前往火葬。

整個送靈儀式，在一片莊嚴寧靜的氣氛下進行，有些前來參與模擬手術的外國學員，與其他醫師和學生們一起在旁鞠躬，有些學員雖然已經是大學醫院的主任，事業上相當有成就，但是當下他們也能感受到，跟大體老師們那麼偉大無私的付出奉獻比起來，自己真的十分渺小。

在大體老師前往火葬的時候，大學禮堂也在十點鐘開始舉辦追思典禮，除了由校長和精舍師父們講述大體模擬手術的意義外，也由家屬上臺追思大體老師的過往與捐贈大體的內心世界。大體老師願意在往生後，將無用的軀體捐出來做最有用的醫學教育，雖然其中許多人生前可能是社會上的小人物，但身後捐贈大體的精神，卻讓他們成為生命的勇士以及醫學界的老師。我想，大體老師的家屬一定可以感受到，由於老師無私的奉獻，不只完成了心願，也為自己的一生畫下最圓滿的一個句點。

大體老師們都是平凡的人，卻做了最不平凡的事情。大體老師不只是讓醫師們圓滿了這個課程，也讓醫師們學到了人生很重要的意義。

星期五下午，隆重的入龕儀式在慈濟大學大愛樓舉行。參加的學員們與家屬代表們集合在大廳，一位位大體老師的骨灰，由家屬們帶進會場，

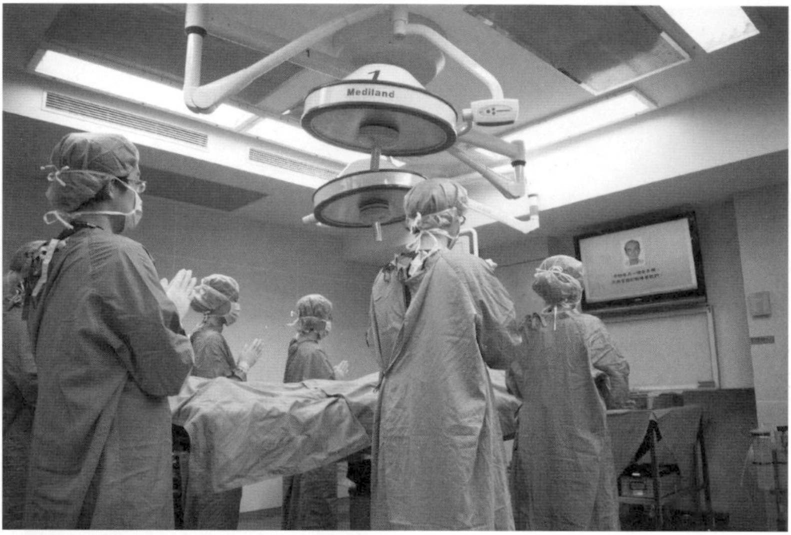

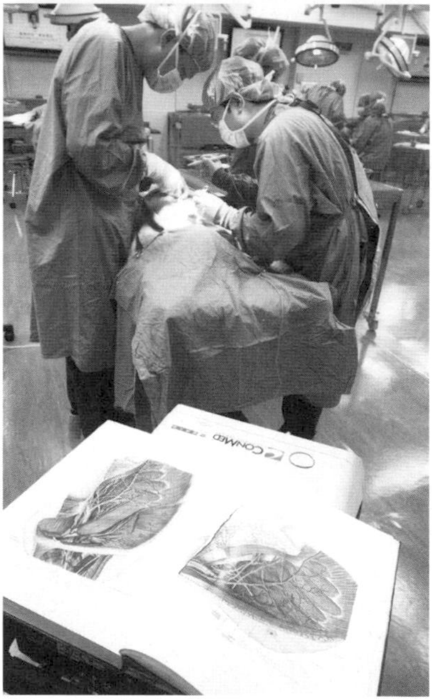

上：進行模擬手術課程前，所有參與課程人員皆須凝視螢幕上的行誼進行默禱，給予大體老師最大的尊重與感恩。

左：對於醫學生及醫師們而言，模擬手術課程可精進技術，而獻身醫學教育的無語良師則是人生大捨的典範。

下：四天的模擬手術課程結束，獻上鮮花及感恩卡，送無語良師最後一程。

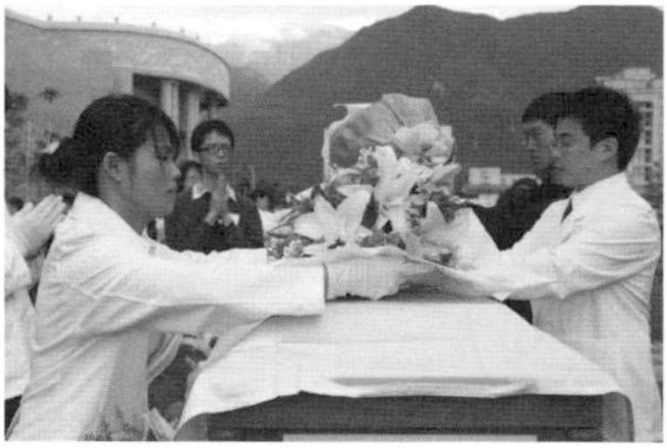

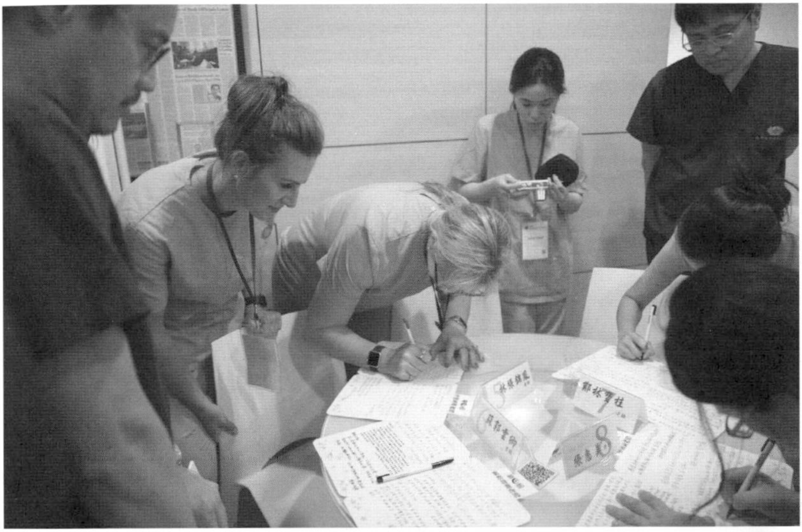

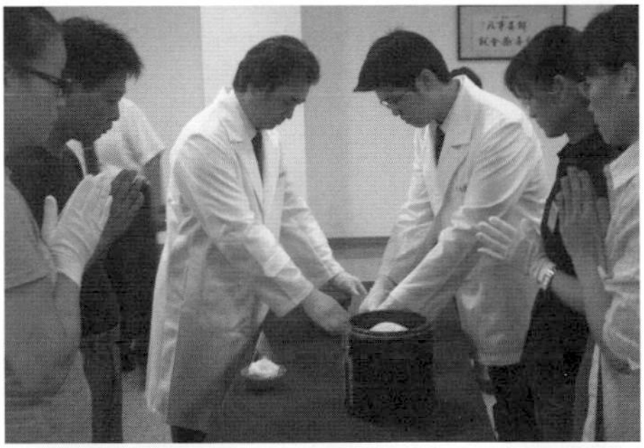

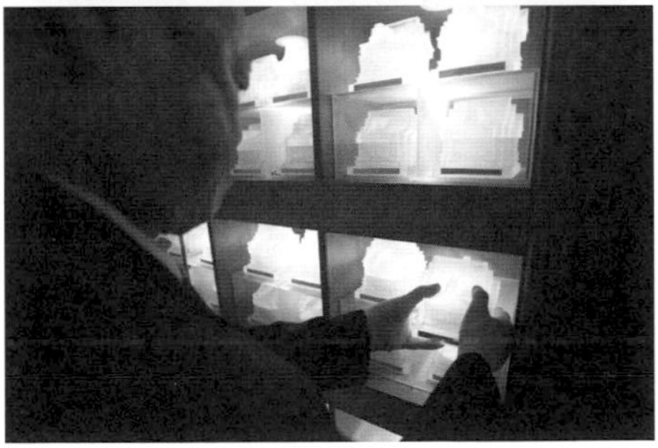

上：慈濟大學模擬手術從臺灣展開成為國際化課程，各國醫護人員也深受感動，利用時間寫下對於無語良師及家屬的感謝。

中：對於醫學生、住院醫師、甚至專科醫師，慈濟大學模擬醫學中心大體模擬手術課程是最深刻的一堂課。感恩在人生最後連身軀也大捨捐給醫學教育的無語良師，證嚴法師慈示要以最尊重的人文儀軌禮敬無語良師，也感恩家屬，生死兩相安。

下：無語良師部分骨灰入龕大捨堂。

接著，學員們與老師的家屬們一起將部分的骨灰放入琉璃骨灰罈，隨著精舍師父在聲聲佛號中，慢步走入骨灰塔放置在定位上。這些大體老師將會在慈濟大學醫學院內，與所有的師生共同生活，其無私奉獻的精神也將長留在慈濟大學的大愛樓中，綻放著永恆的光輝。

良醫是給無語良師的最好回報

完成大體模擬手術的醫學訓練課程，以及所有的人文儀式，這就是整個大體模擬手術完整的一個過程。參與的學員們整理好行囊，在慈濟志工的歡送中，一一離開大學。

每一年慈濟有四次與臺灣的外科系醫學會合作，慢慢的，除了臺灣的醫學會之外，也有亞太醫學會、泛太平洋醫學會逐漸加入。因此學員們除了臺灣的醫師之外，也有來自日本、韓國、香港、甚至澳洲，中東的醫師們參與。當這些來自不同國家的醫師，完成了手術訓練以及人文課程之後，無不深感動容。沒有種族的隔閡，也沒有語言的隔閡，大體老師們捨身教育的精神，深深的感動了來自海內外的每一位醫生，他們從大體老師的身上，學習到最寶貴的一堂課。

課程結束後，當這些醫師漫步離開慈濟大學，回過頭，看到花蓮漂亮的山脈，再看看大愛樓大捨堂，回想前幾天在此與大體老師共度的時間，所有的人心內充滿了激動，從一開始對於人文課程的不解與排斥，經由參與過後，留下非常感動的經驗。他們從未接觸過這樣的手術課程，內心都極為震撼。

有些學員們在講述這一段學習的課程時，嘴唇微微顫抖，甚至連手都有點發抖，因為他們知道，大體老師所做的事情，也許是他們做不到的。但是他們深信，經過這一堂令人難忘的課程，未來自己當上一個外科醫師，必將更加用心，也必將更加小心。他們會將從大體老師身上所學到的各種手術技巧，以及各種身體解剖學位置的辨認，將會使得他的病人得到最好的手術效果，避免併發症的發生。而他們所做的這些，也是對大體老師最好的回報。

大體模擬手術課程，雖然可以為醫學生、醫師帶來手術等各種技巧的進步，但比起他們從大體老師捐贈大體的捨身教育的來講，實在是差太多了！我在想，其實這也就是證嚴法師會支持大體模擬手術，在慈濟大學裡面成為重要的一堂課的主要原因。證嚴法師不只是想讓這些大體老師教學生什麼樣的手術，或是讓這些學生每個都喜歡當外科醫生，最重要的是，他想要讓弟子們做為傳遞人性光輝的一個傳人。「無語良師」的大體捐贈，化無用為大用，而讓這些醫師及將來的醫師從他們身上學到的，不是只有手術技藝的精進，而是對於人性光輝面的認同，還有對於生命意義的深刻體會。

在二〇一〇年之後，因為有醫學會的參與，使得大體模擬手術增加了在外科手術技巧精進上的另外一層教育意義。從只是單純的學生學習初步的外科手術，變成為教育專科醫師精進手術技藝一個重要的搖籃。雖然如此，原來期待大體模擬手術透過人文儀式、透過大體老師捨身教育的精神，來感動參與手術學員們的那一分初衷，並沒有任何絲毫的改變。所有參與手術訓練營的學員們，在完成手術之後，無不滿心感動的走出校園。相信他們回到社會上，依然會把這一分大愛的情懷，用在他們病人的身上，而讓他們變成一位更具有愛心而且手術技藝更加精進的醫生。

大體模擬手術的老師——無語良師，雖然無法言語，但以無用的身軀為醫學生以及外科醫生提供了最好的教育。無語良師對人類醫療的貢獻，使得許多人的慧命得以延續，樹立了醫學教育愛的人文，他們所做的捐贈，不只是大智慧，也提升了永恆生命的價值。這是我所認為的，慈濟醫學最深刻的一堂課。

第四部

人師，醫學院沒教的課

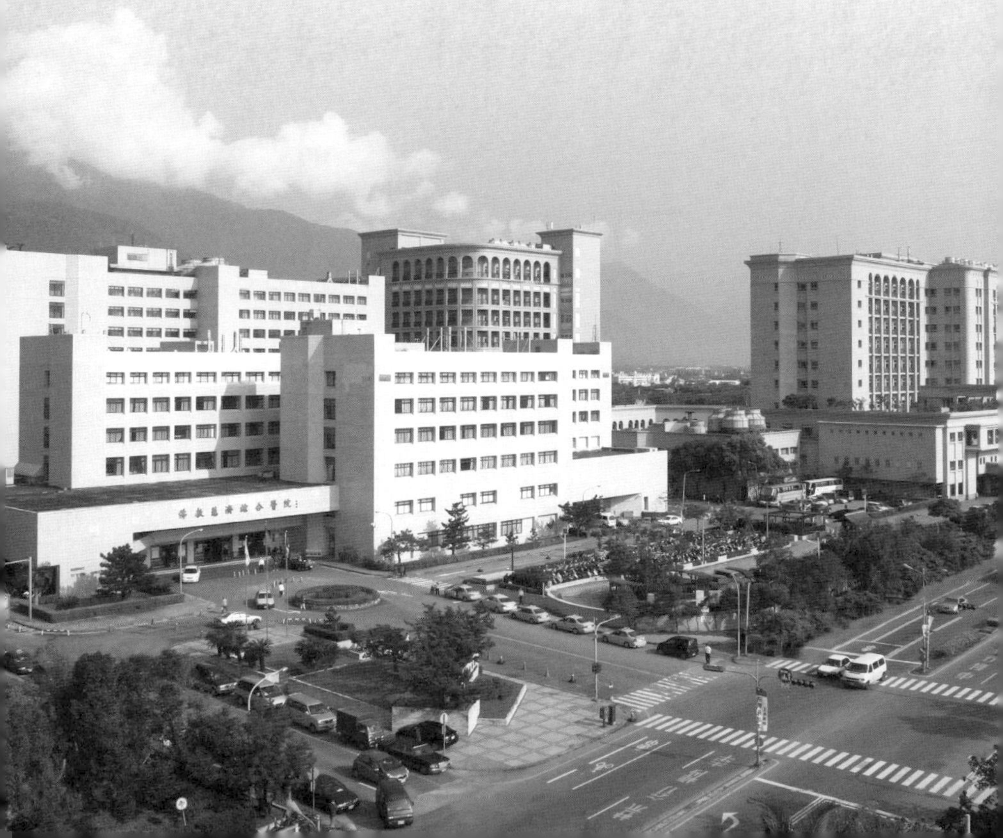

第十二章 慈濟醫院永遠的後盾——靜思精舍的師父們

我常常感慨，分秒，在人的生命中，隨著生命消逝掉，記憶也跟著磨滅。但現在看來，果然，腦細胞的記憶只是休眠而已，一喚，就醒了。回憶起來，都是人生很精采的瞬間。尤其是早期的慈濟人，他們在蘇花公路上開著車回花蓮，或是包火車車廂，甚至帶動整列「慈濟列車」那樣辛苦地到花蓮尋根，他們更是回憶無窮。我一生都是帶著病走過幾十年到現在，感覺分秒一定要把握，有把握，分秒會累積，會成就一切。若是人人都能打開記憶的盒子，應該會回想起更多珍貴的記憶，期待這些回憶都能集結成書。生命有限，慧命無價，這就是慧命，慧命要讓它永遠留存。

——釋證嚴

清晨三點五十分，位在花蓮縣新城鄉康樂村的靜思精舍，傳出打板的聲響，在這裡的常住師父們紛紛起身，四點二十分進主堂做早課。清晨五點，當七星潭外的海面上亮起微光，靜思精舍就已經飄起裊裊白煙，常住師父們早已各做各的事，開啟了一天的日常。

懷抱不怕吃苦、單純的心

在慈濟醫院尚未啟業之前，證嚴法師的出家弟子不多，他們因為從功德會到建院前的時間序很長，一開始四位，但接續又多了起來，一起跟隨師父度過了早期克難中濟貧與創建醫院的艱辛。

從證嚴法師的大弟子德慈師父口中，可以約略感受他們早期的刻苦與難行能行。在靜思精舍尚未興建前，法師與四個弟子借住在普明寺後方，德慈師父說：「初初來（臺語：初來乍到之意），沒得住、沒得吃、沒得用時，那時師父就開始給我們心理建設，說你們第一代的人要徹底犧牲，我們來到這裡什麼都沒有，要先磨練自己，你們要有駱駝吃苦耐勞的精神，獅子勇猛的精神，還有赤子心。出家就是要有單純的心，不怕吃苦。」

「那時候，我就覺得師父不是普通人。他說，我們有辦法時一天吃三頓，沒辦法時一天吃一頓也是要過，吃人不能吃的苦，忍人不能忍的。所以我們從無開始，認真做，自己犁田，晒太陽晒到快昏倒，也是這樣做，非常艱辛困難的建立精舍的基礎。」德慈師父回想說。

「我們認識師父時，他才二十七歲。（我們）跟著他，他二十八、九歲就做功德會，那是一九六六年時。自己的生活就沒來路（臺語：沒著落），難過到我們常常一毛錢都沒有，可是遇上『一攤血』的因緣，就決定要做救濟、要蓋醫院。」德慈師父用一貫質樸的語氣，說起他跟隨了五十多年的證嚴法師，「所以上人的精神毅力跟一般人不一樣。他認為，對的事，一定要做，要堅持。等到你有的時候才要做，等著被救的人已經

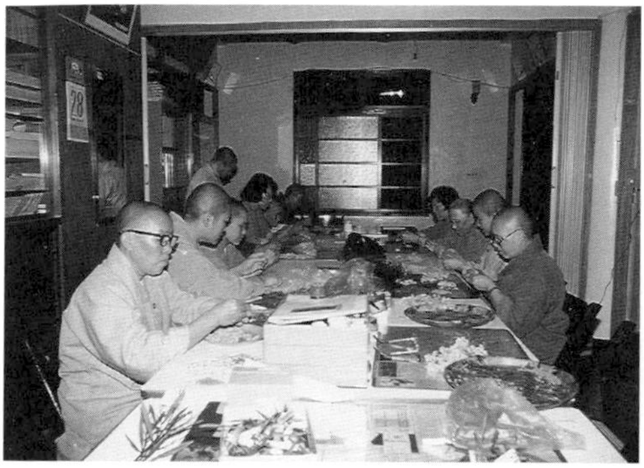

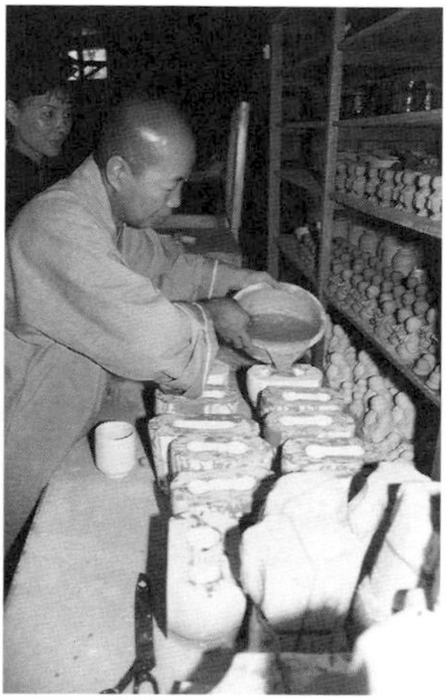

左：早期精舍法師並不多，他們跟在證嚴法師身邊，與師父共同度過了早期創建醫院的艱辛和心酸。圖為一九八五年精舍代工拼裝塑膠花。

右：一九八七年間，精舍嘗試新的手工：做手拉坯陶藝。那年慈濟醫院一周年慶，精舍在一個月內趕製出三千尊觀世音菩薩頭像與十方善士結緣。圖為德慈法師。

來不及了。」

慈濟的慈善就是這樣，立刻開始，因為等到準備好才要救人，可能就來不及了。蓋醫院，也是同樣的道理。總常聽到證嚴法師說，他當初是「自不量力」，感謝我們大家都願意支持他。我又請問德慈法師，當一九七九年師父宣布要在花蓮蓋醫院的時候，是不是所有慈濟委員都嚇了一大跳？德慈師父說：「是啊，大家都嚇到。而且當時說要八千萬，想不到後來需要八億。」

從出家前就負責隨師記錄的德宣法師回憶：「上人是個很有毅力的人，他一旦說出口，就一定要做到，不能只說不做，也不能只做到一半。」雖然德宣師父覺得這條路非常難走，但是當年他腦中想的是，只要跟著師父走，就不會有問題，「其實這就是菩薩。但願眾生得離苦，不為自己求安樂。」德宣師父誠摯的道來他的體會。

縮小自己，關懷與膚慰

從宣布要蓋醫院到開始興建，靜思精舍師父們都沒有真實感，一直到聘請到杜詩綿教授擔任院長後，他們懸著的心才安定下來。

在醫院興建的過程中，精舍師父們常煮點心送到工地給建築工人吃，因為他們覺得這是上人的醫院，也是常住師父、慈濟委員們大家的醫院，既然是自己的醫院，就希望每一條鋼筋綁得牢靠，每一磚一瓦做到最好，因為這個醫院是要做百年基業，是要一個救人救世的道場。德宣師父說：

「蓋醫院的時候，慈師父他們常常去送點心，從地下室開始，一個一個送給工人吃。」「像混凝土灌漿時，工作時間很長，要加班，非常累、又非常吃力，感恩他們，就是準備點心過去，好像不只晚上，記得早上也有送。」

「還有，我們建醫院期間，需要打掃時，上人都叫精舍的出家眾去。因為沒有人，那時花蓮（志工）人不多。」德宣師父說：「德恆師父從出家後住進精舍，只有出門兩次，就是去醫院打掃。過了十幾年，有一次我帶他出門，在車上，他指著外面的街道說：『這邊彎過去就是⋯⋯』我問他怎麼認得路？德恆師父說：『我們那時候去打掃時有走過。』十幾年前的記憶都還在！」

精舍的常住師父們，就是單純用心的做著證嚴法師要他們做的事。也因為如此的用心，常住師父們、慈濟的志工們，在醫院開始營運之後，便非常關心醫院裡面的病人以及醫療情況。德如法師說：「因為醫療我們完全不懂，我們只是關心病人及能協助忙碌醫護的立場，因為醫護真的太辛苦了。上人常說，醫護那麼忙，哪有很多時間跟病人說些什麼。但上人一直期待醫護只要給病人一句好話，病人的心情就會很快復原、輕鬆。」

所有精舍師父希望能夠幫忙醫院，出發點都是善良而且誠懇的。對他們來講，他們覺得每一位病人都需要被關懷，都需要精神上的膚慰，雖然病人有醫護人員在照顧，但是病人們的心理、家屬的不安，依然需要陪伴和安慰，這樣的角色就希望由慈濟委員來擔任。

但許多志工也是新手上路，沒有在醫院當志工的經驗，醫院營運初期，精舍師父們常到醫院。德如師父回憶：「因為（醫療）志工也是從完全不懂、不會開始，上人期待志工能當好醫護與病人之間的橋樑。」因此，精舍師父到醫院除了陪伴病人，也要陪伴志工。德如師父還提起：「我們的醫護，剛開始對慈濟也不是很了解，就在這裡好像有一點摩擦。」

其實，慈濟醫院剛開始的時候，醫生很少，只有臺大醫院派遣主治醫師和住院醫師來協助。但是，因為醫療觀念的差異，因此有很多臺大的醫師會覺得，法師和志工常常會影響他們醫療的工作或是詢問病人的病情，似乎有在干涉醫療的內容。這樣子的聲音，當然傳回臺大醫院，許多臺大醫院的教授們也常常會有所抱怨，不只是對於慈濟基金會林碧玉副總的苛責，也常常會面對這些師父和志工顯示出不耐的表情。

慈濟醫院啟業初期，因為這些觀念上的差異，常常有醫護人員會向精舍師父與志工們講一些不得體的話，讓他們非常傷心。不過，當他們回到精舍與證嚴法師分享在醫院所看到所發生的點點滴滴時，證嚴法師都會安慰弟子們說：「醫療還是最重要的，如果醫生們對於你們關懷病人有不同的想法時，那你們就少做一點。」常住師父們於是後退一步，盡量縮小自己，在醫院裡面關懷而不要去干涉醫護人員做事。

因為早期來到慈濟醫院的醫師都還很年輕，有些脾氣不是很好，年輕氣盛，講話非常的不得體，有時候會讓精舍常住師父們傷心落淚。不過現在回想起來，常住師父們完全是基於一片愛心，希望能襄助醫護人員，讓每一個在醫院看診或是住院的病人，都能夠得到生理以及心理上最大的膚慰，這就是他們的期望。

可是由於師父們不懂醫療，所以有時候難免會問一些「很奇怪」的問題，或讓醫護人員感覺到錯愕的建議，所以創院早期，常住師父們與院方醫護人員之間的關係，相對比較緊張。但慢慢的，留下來的醫師們，逐漸體諒師父們的愛心與關懷，畢竟雖然醫院是醫護人員工作的場所，但也是常住師父與眾多慈濟志工們修行的道場，他們都是藉由關懷病人以及協助膚慰病患家屬，將自己的愛心融入社會，奉獻給眾生。

不懂醫療，就盡量補位

由於醫院早期的行政工作人員不足，所以許多前來精舍希望能夠跟隨證嚴法師修行的人，上人都希望他們先在醫院工作幾年，一方面知道慈濟醫院建院的宗旨，以及上人蓋醫院的目標；二方面也可以經由總務、社會服務、甚至護理等工作的實際接觸，能夠多了解如何正確有效的協助醫療工作的進行。因此，在這些常住師父們「圓頂」前的兩年到三年，我們常常可以看到他們在醫院裡面的總務室、病歷室、社會服務室工作的身影。

德旻法師在總務室協助採購，德旭法師在病歷室協助病歷檔案的管理，後來又到人力資源室去處理人事問題，德悙法師在社會服務室協助社會救助的事情。對當時的他們來講，親自看到許多醫院營運的問題，也深受一些醫師的苛責，但他們仍然盡力溝通，費盡唇舌的說服醫護人員能夠配合醫院的政策。當然有些醫師會對這些比較「雞婆」的工作人員不耐，但事實上，他們只是希望醫院能夠按部就班的營運，一切行政作業流程都能夠順利的進行。

德旭師父談及當年，「我在病歷組，最重要的工作就是追病歷，到現在為止，工作人員最困難的還是追（醫師）寫病歷，當年我就在後面一直追著醫師寫病歷，所以醫師們不討厭我也很難。」德旭師父也分享病歷室同仁完成編碼過程的辛苦，「你也知道，早期病歷都是用鐵架子放，用流水號，塞到後面真的都不知道怎麼放。後來就決議說不管會多麼多麼辛苦，我們還是決定要用身分證號碼來做編碼，那也要花很大力氣。感恩院長同意，我們日夜自己做，沒有多要求人力，調整成後來的病歷編碼系統。」

而早期醫師人力缺乏的情形，從德旭師父的描繪中，更能清楚感受到，他說：「因為那時候對醫生，我們簽的約幾乎沒有設期限。變成不管是好醫師或不太盡責的醫師，幾乎就只能放著（放任無法管），甚至在外面兼職的，也沒人可以管。他們（醫師們）為什麼很討厭我？因為我追著要去重新簽合約。幸好到後來只剩下兩位沒有重新簽合約，一位是真的去兼差，而且被院長在機場逮到，我們就不再續約，名正言順請他走。第二位是用人情關係去跟他講，『大家都簽了，只剩下你，麻煩你重新簽工作合同。』」

常住師父們在醫院裡面，最關心的還是醫護人員能不能安心的在這裡工作。他們也會把一些醫師的意見及不滿，反應回精舍來做一些改善。但是對於醫師們的離職，他們就非常難過，因為他們知道，醫院醫師不足，就沒有辦法治療病人，證嚴法師的期待就會受到影響。因此每每遇到醫師們有離職的念頭，師父們總會在旁邊打氣，希望並且鼓勵醫師們留下來。

雖然常住師父們常常為了醫師的離去，找不到醫生而難過，但他們也會受到很多醫師認真工作、用心照顧病人的行為而感動。德慈師父說：「郭教授、陳院長、還有簡院長，你們這一批很優秀的青年來，那時我們的心都安下來，不然常常看著上人煩惱。」德慈師父說的正是一九八八年，醫院啟業第三年，我們一批臺大醫師一起來，奠定了慈濟醫院日後發展的基礎，對常住師父們來講，像是吃下了一顆定心丸。

早期有一次內科主任要離職，在醫院營運五年後，又有一次外科整批主治醫師的離去。這對常住師父們來說，心理上都是有相當大的挫折感，有些難過得眼淚都掉下來。他們很想幫忙解決問題，可是又無能為力，只能默默的哀傷。但是他們記得證嚴法師所說的話：「要堅定信念，要有毅力，只要努力的做，菩薩一定不會辜負我們的。」

「（那段時期）上人天天去醫院，一直跟醫生談，有的醫生講話回應就很『犀利』……上人常常講說，他做慈濟是在修『忍辱行』。」德宣師父說：「我們在上人旁邊是不會講話，只是每一次聽到上人在接受那一些揶揄、那些臉色，會很不捨。」「可是上人就是用這樣子很低姿態的去講，這些醫生，像你（郭教授）就是很感動嘛，有的還是說走就走。」

但德宣師父、德旭師父他們還記得離開的醫師中，有一位非常好的耳鼻喉科盧漢隆醫師，因為盧漢隆醫師會利用假日，跟著精舍師父以及護理人員開車去探視他的病人。他是如此誠懇的、殷切的希望病人的病情能夠改善，也感動了這些師父們。後來盧醫師因病離開花蓮，回到臺北，但常住師父們依然經常記得，慈濟醫院曾經有過這麼好的一位醫師。

嚴以律己，寬待病人

證嚴上人對於精舍常住師父的生活規律，其實相當嚴格。精舍常住師父們秉持「一日不作、一日不食」的精神，不受供養，完全是自食其力。因此，在他們日常生活中，大家都要輪流田園耕作，所種的菜蔬拿來食用。此外，他們還做了很多手工製品、代工組合、手拉坯、五穀粉、蠟燭，都是他們自己想出來，製作後再賣給廠商，賺取微薄的費用，來做為精舍的開銷之用。為了響應國際賑災，甚至德慈師父還經常設計一些成品、半成品、加工品來義賣，將所得全數捐到災區，作為賑災之用，而他們依然靠著雙手，努力的耕作、忙各種手工活維持生計。

在精舍，常住師父與慈濟志工們是大家庭，大家彼此融合在生活當中，而他們的精神領袖「證嚴上人」，是他們心靈所繫的導師。靜思精舍也是所有慈濟人的心靈故鄉，只有回到精舍，看到精舍內柔和明亮的燈光，就會感覺內心無限的溫暖。雖然上人對於常住師父們要求十分嚴格，但上人也非常關心他們的身體健康。德慈師父記得剛出家不久，因為外出辦事耽擱了回去的時間，到了很晚才回精舍。沒想到上人因為沒有看到他回來，焦急到心臟病突然發作。

雖然慈濟醫院是精舍師父們與志工委員們一起努力募款，看著一磚一瓦建立起來的。對他們而言，這就像是他們的孩子一般。不過證嚴法師卻一再交代，精舍師父們在醫院裡面看病，一定要付錢。德旭師父說起過去：「我那時在病歷室，有時候，上人要拿藥，他平常吃的藥，常住師父會委託我去拿。有一天上人突然問我：『我的藥，你有沒有付錢？』我說：『有，我有付錢。』他說：「你千萬不能讓醫院出，不要壞了我的清譽。』我跟上人說，都是我自己出錢，不會讓醫院出，上人才說好。」

德宣師父接著說起：「有一次慈師父去看門診，就坐在那邊等，等了很久。上人後來有講，不是我們精舍的師父們出來就要有特權，師父說：『你就在那邊等。』他已經發燒到人傻傻了（熱酣酣的），還是叫他在那裡等，上人說，我們要跟著人家的規矩。」德慈師父接著說：「還沒有輪到我的號碼，師父已經要回去（精舍）了，我想說跟著師父回家，師父說：『你還沒看，就等著，等到下午開始再看。你不能擁有特權，不能插班……』」對弟子嚴格，但對病人卻很不捨，所以醫院啟業沒多久，證嚴法師就指示院方，假日一定不要停診。他認為，因為假日時外面的醫院都停診，診所都不看病，所以慈濟醫院更應該開著門，因為生病不分平日或假日，一定要讓有需要看病的人有醫師可以看。

上人常提醒弟子們，「精舍是我們醫院最大的後盾」，所以雖然師父們到醫院看病都要排隊、都要付錢，但是對於處理醫院的大小事情，他們卻沒有任何怨言，捲起袖子就做了。

常住師父們願意用自己最大的力量，再辛苦都願意協助醫院的成長，因為他們有一個共同的目標，希望醫院能夠一直往前走，希望能夠讓病人重拾健康。只要能夠達到這個目標，只要能夠達到證嚴法師興建醫院的理

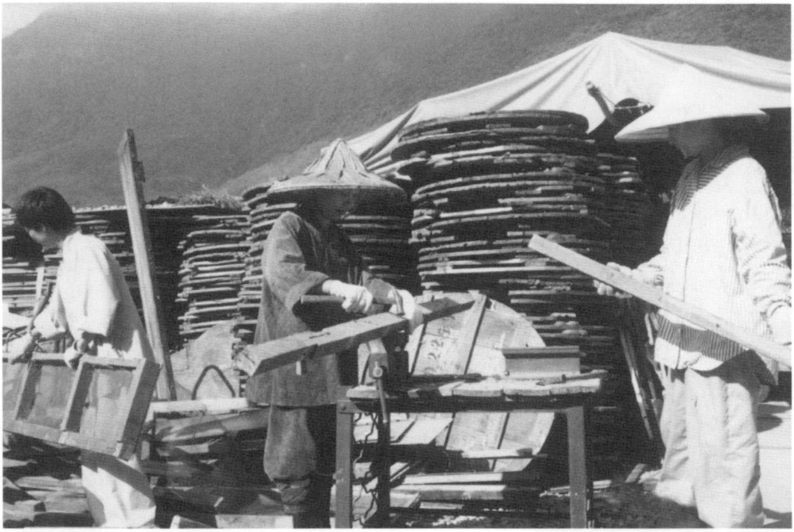

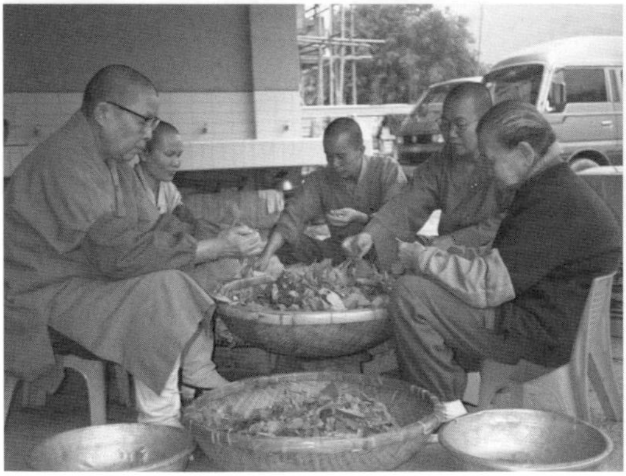

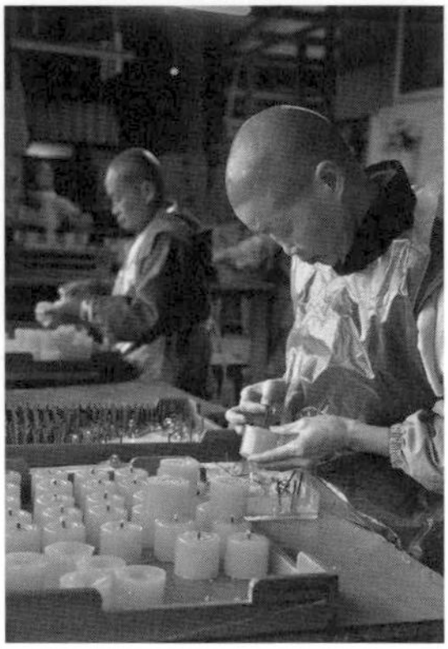

不管證嚴法師要濟貧、建院、建校，所有常住弟子全心全力護持，讓靜思精舍成為所有慈濟人的心靈故鄉。

想，個人的委屈、個人的辛苦，都不算什麼！

用感恩的心，一路護持

德宣師父便說：「我自己很感動的是，從建醫院之後，上人是親自對我們常住感恩。我真的嚇到。上人感恩常住協助他建醫院。我從來沒有看過，也想都沒想過，當師父的會來感恩弟子。」

精舍師父們各有所長，德慈師父雖然不是美術專科畢業，但具有藝術的天分，無師自通，可以捏陶、可以燒窯、可以做出各種各樣的精美紀念品。醫院有時候會有訪客或是舉辦醫學會，德慈師父也都可以幫忙製作精美的手工紀念品，提供醫院的醫師做為致贈來賓的禮品。有些師父非常會做菜；有些師父精通糕餅的製作，他們也常常會在每年過節的時候，或是慈濟醫院院慶的時候，製作好吃的壽桃、粽子、奶油糕等等點心，一一送給醫院的同仁。

這些點點滴滴，來自於常住師父以及慈濟志工委員們的愛心，無不是在讓醫護人員知道，我們都是一家人。他們都是真心的希望醫護人員，能夠在他們的陪伴之下，一起來照護病人。

從花蓮慈濟醫院啟業以來，已經三十三年了。這些年來，精舍師父們年紀漸長，直到現在，他們依然過著簡樸的生活，過著有規律的生活，除了精舍的日常之外，他們會到醫院裡面關懷法親、關懷病人與家屬。早年醫院裡的醫護人員，對於證嚴法師和精舍師父們的種種苛責以及不滿，對他們來講，都已經是雲淡風輕的往事了。

「大慈無悔、大悲無怨」，現在他們眼見慈濟醫院已經發展成為在臺灣很重要的醫療系統，看見他們用心血陪伴成長的醫院，能夠在臺灣成為重要的醫學中心，每年醫治無數的病患。三十幾年來，這些常住師父們跟著證嚴法師的腳步，一步一腳印的達到蓋醫院救眾生的目標，已經逐漸的落實。任何的委屈、任何的傷心，早已成為茶餘飯後的閒談內容，而留在他們心中的，只有那莫大的歡喜和無限的感恩。

第十三章

那些年，我們從上人身上學到的智慧

真的，這一生，說來（活動）空間很小，但是心好像覆蓋著全球，所關心的天下事之多，從那時候的五毛錢點滴開始，自不量力，從這一步還沒有開展起來，又想再進一步。但回想起來，也覺得雖然很大膽、自不量力，可是好在有這樣的大膽；雖然大膽，也是很細心；因為細心之足，也把自己顧好了，所以方向沒有偏差。還好到了這樣的年齡，過去都沒有偏差；將來雖然還不知道，但應該也是沒有偏差。我很感恩這種沒有偏差的人生。

——釋證嚴

我們在上人的旁邊，看著他的一言一行，慢慢的也感染了上人悲天憫人、謙沖自居的胸懷。其實證嚴法師的慈濟世界，並不只有這一期的生命，他期望慈濟是個生生世世的菩薩道，希望大家能夠用宗教家「慈悲喜捨」的精神，一起完成慈濟的理想。

證嚴法師的慈濟世界，是由一念慈悲心開始的。醫院逐漸成長之後，證嚴法師安心了，他便把精力放眼國際賑災，以拯救全球蒼生為己任，用他「慈悲喜捨」宗教家的精神，號召天下同樣具有慈悲心的慈濟人，繼續完成他淨化人心、祥和社會、天下無災難的最終理想。

看著證嚴法師從無到有，一生為了理想而奮鬥，我們看在眼裡，記在心裡，但是我們真的能做到從他身上所學到的智慧嗎？就像證嚴法師曾感慨的說：「究竟弟子們了解我多少？每一回說話，究竟能使幾個人改變觀念、真正吸收思想體系？吸收了法，是否真能讓自己的習氣有所改變？」他擔憂正法不能樹立，弟子慧命停止成長，他說此生無所罣礙，罣礙的是弟子們的慧命是否增長。

我們這些在醫院工作的醫師、護理人員，大家從工作及做慈濟中累積了聰明、能幹，但我們的心有沒有清淨呢？我們常常在人我是非中起爭執，在人事漩渦裡迷失了自己。證嚴法師便曾有感而發，他覺得自己只是帶我們走到一半而已。

回首來時路，我們到底從上人身上學到了什麼？其實每一個人都會仔細觀察上人的言行來做為自己的模範。他雖是出家人，但不受供養，奉行「一日不作、一日不食」的精神，無我的情懷，只有一念悲心，所以匯聚了越來越多的委員、慈誠聚集在他身邊，一直護持著他，成就了今天慈濟愛心繞全球的四大志業八大法印。而我們呢？這些年來，從上人身上學到了什麼智慧？我們又做到了多少？

林俊龍醫師：普天三無，為佛教為醫療

慈濟醫療法人執行長林俊龍是心臟科專科醫師，大學畢業後移居美國二十多年，任職洛杉磯北嶺醫院副院長，事業有成的他開始尋求人生的意義，雖然在天主教醫院工作，但還是心儀佛教，只是不解為什麼沒有人將佛教精神實踐出來。

一九八九年返臺省親的林俊龍，在辦簽證的等待時間，翻到書報架上一本小冊子《證嚴法師的慈濟世界》，才知道花蓮有一家佛教醫院，而文中提到的杜詩綿、曾文賓、楊思標都是他臺大的老師，他便跟太太到花蓮去看一看。當他跟證嚴法師會談之後，見證法師以行動實踐佛法，非常感動，回到美國便加入慈濟行列，並於一九九三年底在加州成立美國慈濟義診中心，開始美國的醫療志業。一九九五年時因上人再次提及欠缺醫師，便提早退休，在五十歲左右回到臺灣，全心耕耘慈濟醫療志業。

「只要找到路，就不怕路遙遠。」「不要用別人的過錯來懲罰自

己。」他說，上人的這兩句靜思語，讓他受用無窮。

林俊龍說：「上人說話時，聲音很細、很小聲，但是非常有力量，上人倡導『合心、和氣、互愛、協力』，不希望看到爭執，所以大家以『和』供養，這就是最難得的。」他記憶猶新，「我注意到上人有超人的容忍力，不會當場拆別人的臺，會等著事情一步一步慢慢落實。而且上人很守信用，只要是講過的話，一定會做到。他也西方人一樣，非常守時，不管是晨語的薰法香或是志工早會，都準時開始，絕不浪費一分一秒，總是在『過秒關』。」

林俊龍醫師記得，在二〇〇四年底南亞大海嘯後，他到斯里蘭卡義診，海嘯過後，當地房子都倒了，剩一個佛龕，佛像還在，他照了一張相片，得意的帶回精舍報告，說這是「佛法無邊」，但上人回他：「不是這樣的。佛法是要庇護左右鄰居，不是只顧自己。」所以林俊龍說，「上人的心胸，『普天三無』是最好的寫照：『普天下沒有我不愛的人，沒有我

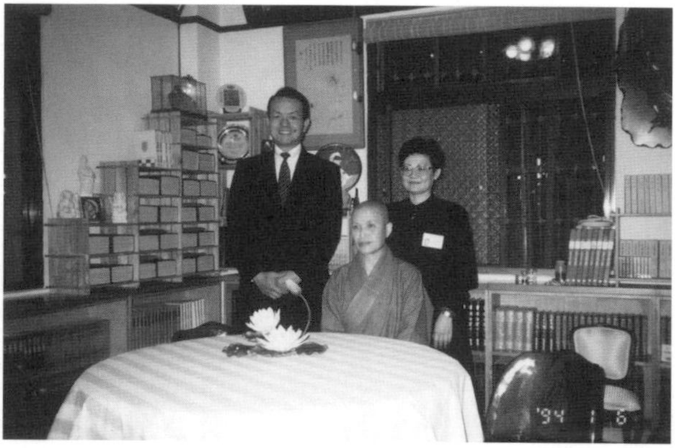

證嚴上人為佛教、為眾生的心胸，讓林俊龍回到臺灣全心全意為慈濟醫療志業付出。圖為一九九四年林俊龍與太太洪琇美與上人合影。

不信任的人，沒有我不原諒的人。』這樣的心胸到哪裡去找，所以讓我佩服得五體投地。」

「我是佛教徒、臺灣出生、我從事醫療工作，做慈濟，就能為佛教、為臺灣、為醫療工作，貢獻我的專長，這是我一生難逢的機會。」林俊龍醫師強調，證嚴法師的言教身教，也讓他回到臺灣後全心全意為慈濟醫療志業付出，至今無悔。

李明哲醫師：職志合一，奉獻偏鄉

現任花蓮慈濟醫院外科教授的李明哲醫師，來到花蓮剛滿二十九個年頭，他把人生最精華的歲月，奉獻給了花蓮慈濟醫院。

當初他只知道默默的在這塊土地上耕耘，救助需要他治療的病人，從來沒有想過，今天能夠成為慈濟醫院首位栽培出來的外科教授。但是從慈濟精神的潛移默化中，早已看出端倪，因為李明哲可以把握正確的方向，選擇對的事，「做就對了」，這就是證嚴法師所提倡的精神。

「只要緣深，不怕緣來得遲，只要找到路，就不怕路遙遠。」草創醫院、舉步維艱，但路途雖然遙遠，只要方向對了，終有到達目的地的一天，這是李明哲從上人身上學到的智慧。而他的努力，也讓許許多多優秀的醫師投入偏鄉醫療，讓他感到偏鄉不再是弱勢，醫療品質大大提升。而李明哲參與其中，更落實了上人期盼的「人本醫療、尊重生命」的醫療理念。

基於對於專業醫療的努力，李明哲號召志同道合的同事，一起為「職志合一」而努力，在院方的支持及敦促之下，接二連三完成了高難度的連體嬰分割手術，也讓花蓮慈濟醫院成為臺灣器官移植醫療的重鎮之一。

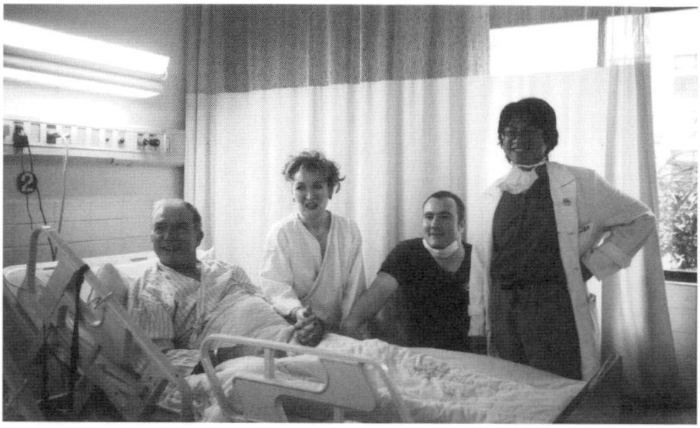

二〇〇二年五月，李明哲醫師採腹腔鏡取腎完成活體腎臟移植，對象是一對英國夫妻，太太捐腎給先生。圖為拜倫夫婦及其兒子與李明哲合影。攝影／黃秀花

李明哲說：「如果影響不了別人，那就做你自己該做的事吧！」這是李明哲最尊敬的簡守信院長，在他因緣際會下再度成為花蓮慈濟醫學中心外科部主任時，語重心長說的一句話：「從現在起，不可只做想做的事，而要做該做的事。」

「從那一刻起，我如著了魔似的用盡一身力氣，在工作崗位上，建立制度，塑造典範。從臨床、教學乃至於研究，終日努力不懈，只為了替組織培育人才，建立優良的制度。想做的事往往近利，利益自身；但應做的事，往往百

年樹人大業，路程滿布荊棘。期間不免波濤洶湧、暗潮四起，但我也能學習上人的精神，堅忍卓絕、堅定信念。」如此相信的李明哲，這幾年來不但成功的逐步招募優秀的主治醫師及住院醫師加入慈濟外科大家庭，也讓臨床醫療的服務品質向上提升。期間深獲院內各科部同仁及花東鄉親的信賴，為需要的病人提供優質的醫療服務，同時也努力讓醫院及學校通過各類的評鑑，站穩醫學中心的地位。

另外一個讓李明哲最感動的一句話，便是「知足常樂、甘願做、歡喜受」。李明哲是一個虔誠的佛教徒，他在醫療工作上的努力，都是為了讓眾生脫離病痛，他明白四無量心的境界不是常人所能及的。如果能做到「大慈無悔、大悲無怨、大喜無憂、大捨無求」，是多年來他在慈濟道場上努力學習的方向。但潮來潮往，不免有時萌生退卻及隨波逐流之意。「我本將心向明月，奈何明月照溝渠。」當心中升起憎憤之心時，慈濟世界中就是有一群上人的好弟子會適時伸出雙手，娓娓道來他們心中的慈濟世界。如何藉由組織的能量，協助組織善盡其社會責任，或許真的比個人榮辱來的重要！

上人的願力無遠弗屆，不但以身教化眾生，更能沐化弟子們成為其千手千眼，讓慈濟精神能散播在娑婆世界的每一個角落。李明哲醫師接近三十年來的身體力行，可以看到「莫忘初衷」四個字，在他慈濟醫療工作歲月的痕跡。

陳英和醫師：契合心中慈悲的初發心

花蓮慈濟醫院第一號主治醫師陳英和院長，認為上人的宗教家的特質——「慈悲、誠正信實、利他」是他學習的榜樣，而在工作上，上人的毅力、智慧、及管理能力，卻是他所望塵莫及的。

陳英和記得剛到慈濟醫院的時候正在準備宿舍，他聽到有人說：「師父去看宿舍，也去看家具，要看看給醫師用的家具夠不夠好？」證嚴法師對於醫師們的關心，連那麼小的細節也親自把關，令他非常感動。而往後這三十年中，不論九二一的希望工程、八八風災的組合屋等等，證嚴法師也一個一個去看，全心全力把所有的關愛分送出去。

在陳英和看來，不論是小至家具，大至整個希望工程的設計與建造，證嚴法師都一直關切，是否把細節都做得很好。這樣子的慈悲身教，一直是陳英和努力以赴的目標。所以陳英和對待病人也用同樣的態度，三十幾年來始終如一。

而談到選擇來到花蓮慈濟醫院發揮專長，陳英和至今認為是非常正確的決定，「過去當然醫師是很受尊敬，但還是有些陋習，例如收紅包、回饋等等，比例不高，終究存在。我來到慈濟醫院，發現這就是我希望來的一個地方。換句話說，整個工作環境，這是上人的醫院，在每個場合，上人都會提醒『我們要以人為本，守護健康守護愛』，很多人其實都有這樣的善念，但是要是看到周圍的人不是這樣時，恐怕，不要說有點猶豫，至少還是有點不自在。在這邊（慈濟醫院），大家以同樣的理念做同樣的事，形成一種醫療人文，話題都圍繞在『我們要怎麼善待病人』，而不是『你要收多少錢？賺多少錢？』無形中，醫院的屬性就確認了，大家的走向就確定了。」

陳英和對於證嚴法師的毅力更加佩服，當年他來醫院，萬事起頭難，可是當醫院一啟業，他就聽到上人說：「將來還要蓋護專、還要蓋醫學院、蓋學校。」這在當時根本是天方夜譚。可是也沒有多久，護專、醫學院、學校都蓋起來了。過沒多久，他又聽到在哪裡要蓋分院，等過了幾年，各個分院又都開始營運。這樣子遠大的目標，那種毅力以及遠見，更不是一般醫師能夠做到的。比起證嚴法師的遠見，我們真的是短視，比起他的利他，我們通常只顧到利己。

在花蓮慈濟醫院這麼多年，學到證嚴法師的大智慧，陳英和也盡可能發揮自己的良能。以一位骨科醫師來講，陳英和努力成為骨科醫學會的理

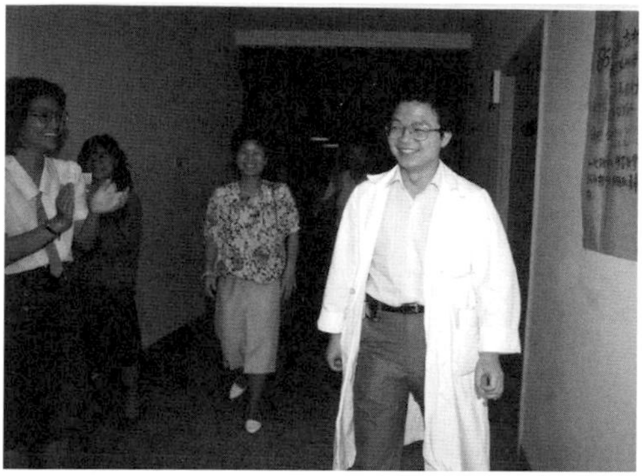

證嚴上人的慈悲身教一直是陳英和努力以赴的目標，所以他始終用同樣的態度對待病人。圖攝於一九八七年九月。

事長，並且在任期內做了很多改革性的工作。學著上人的腳步，陳英和努力的發展骨科手術，把一些人家不願意做的、或是認為不可能做到的事情，一一的完成，也造就了東臺灣的醫療奇蹟。

跟隨證嚴法師三十五年，陳英和從一個年輕的主治醫師，擔任過院長、骨科醫學會理事長，現在年屆退休，卻仍然與年輕醫師一直在第一線繼續為病人的健康而努力著。他認為：「其實我們在這個環境，從上人的言行學到了很多，這些東西不一定是直接用言語來指導，而是從上人的生活、做事的一些原則上領悟出來，慈悲利他，要做最多、做最好。而為了要做最多做最好，我們就必須要把握當下，因為一個人時間總是有限的，所以分秒不空過，做事的效率自然就好。而這些都是來自於存在每一個人心中的初發心，也就是慈悲。」

張耀仁醫師：初衷不變，始終如一

現任臺北慈濟醫院副院長的張耀仁醫師，是一位外科醫師，他也是第一位來到花蓮慈濟醫院的外科主任，由杜詩綿院長發的聘書是「第三號」。一九八六年花蓮慈濟醫院啟業時僅有四大科主任，張耀仁就是外科的主任，也是其中最年輕的一位，不過因為他的歷練豐富，很快就上手，而且做了很多成功的手術，當時花蓮慈濟醫院的外科，也成為地方上的守護者。

「記得一九八六年五月左右，我在精舍第一次見到傳聞中『花蓮有一位瘦弱的師父打算蓋一間醫院』的證嚴法師，當時感覺師父雖然瘦小，但

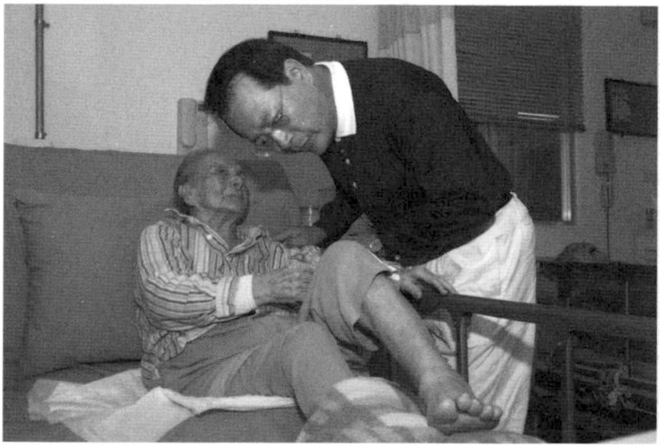

從花蓮到臺北慈濟醫院，張耀仁很慶幸自己見證了醫院草創的艱辛，點滴難忘，而他能堅持付出醫療良能三十多年，也是學習上人不變的初衷。圖為臺北慈濟醫院副院長張耀仁彎下身傾聽老人之家長者説話。攝影／簡元吉

是意志非常堅定，我發現師父相當尊重專業，條理分明，而且言談間充滿智慧，讓當時初出茅蘆的我從心底產生莫名的佩服與尊敬。」張耀仁醫師說，他覺得很慶幸，見證了花蓮慈院初期的艱辛，當時的點點滴滴令人難忘，也令人回味。

如今歷經三十三年，花蓮慈濟醫院已經有很大的改變，而慈濟其他院區的建立，也讓慈濟醫療志業的規模更加完整。張耀仁醫師自己也緊跟著慈濟賑災義診的腳步，他的足跡到過貴州、內蒙古、越南、四川、印尼、尼泊爾、斯里蘭卡，在臺北慈濟醫院也固定與北區慈濟人醫會團隊一起到新北市的無醫角落義診往診。

這一切，都是學習上人那一直不變的初衷。

因此張耀仁認為，從上人身上所學到最大的智慧，就是要「莫忘初衷、堅定信念、守志不動、始終如一」，只要能夠做到這一點，天底下就沒有做不到的事。

林憲宏醫師：為了利他的理想，沒有不可能的事

林憲宏，現任臺北慈濟醫院腸胃內科主治醫師，在一九九〇年來到花蓮慈濟醫院，期間曾是證嚴法師的師父印順導師的主治醫師之一。老家在新店安坑，二〇〇五年時因為要照顧日漸年邁的雙親，而轉到臺北慈濟醫院繼續腸胃內科的工作。從花蓮慈濟醫院的轉型、成長，一直到臺北慈濟醫院初期的營運，他都有參與。

林憲宏說：「每一階段的成長，都是因為上人的智慧與高瞻遠矚。個人有幸看著慈濟志業的成長，慚愧跟不上上人的腳步，只能默默的盡一分小螺絲釘的職責，仰望欽慕，無限歎服。」慈濟醫學院在一九九四年成

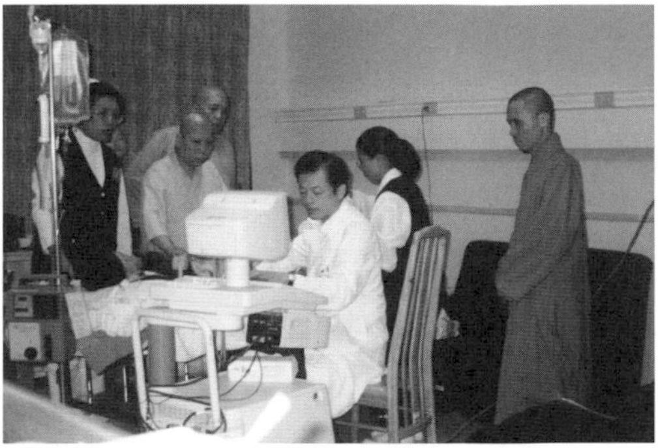

林憲宏醫師寫下了他的希望：「上人不會老，上人的心更年輕，持續堅持推動慈濟的理想。」他會繼續盡一分小螺絲釘的職責，做好醫師。圖攝於一九九九年花蓮。

立，林憲宏說，他當時心中升起不可能的念頭，「今日看來，只能說自己短視。還有花蓮慈濟醫院要升級醫學中心的階段，當年也認為條件仍有不足，當然也是很快就證明自己才是不足。常常以為維持美好的現狀就好，實在是眼界太淺短，看起來不可能的願景，在上人的眼界裡，根本沒有不可能的事。」

「上人的觀念新、不迷信、不拘泥、相信科學、相信真理，以佛教出世的精神，入世救贖人間，帶領大家前進，驚世的成就還在進行中。」

林憲宏看著慈濟醫院一步步的成長，從一個二百五十床的小醫院拓展成現今四大醫院、三家小醫院的規模，林憲宏從裡面學到一個人的潛力是無窮的，對於任何理想，不應該經常心存不可能做到的念頭。在證嚴法師的眼界裡，根本沒有不可能的事，而什麼樣的動力能夠讓證嚴法師把不可能化為可能，就是因為他的一念心，總是為了眾生的福祉，也唯有這種利他的精神，才能夠驅動一個人去完成不可能的任務。

林憲宏醫師寫下了他的希望：「上人不會老，上人的心更年輕，持續堅持推動慈濟的理想。個人雖然無能，還是會繼續盡一分小螺絲釘的職責，做好醫師，聊表對上人的愚忠愚孝。」

許永祥醫師：病理解剖體會佛理，歡喜多做多得

慈濟大學解剖病理學科暨花蓮慈濟醫院病理科主任許永祥醫師，在一九九〇年來到花蓮慈濟醫院。先是擔任醫院病理科的主任，在醫學院落成之後，他便兼任醫學院病理學科主任。從一個年輕的醫師，一個人在花蓮奮鬥，終於完成了病理學科教授的志業。

「『因緣來時歡喜接受』，因為有緣我們才能歡喜接受上人引領，成為慈濟家人共同奮鬥。而『分秒不空過，步步踏實做』我們秉持上人的精神時時精進不斷成長。」許永祥運用從證嚴法師身上學到的智慧，三十年來踏實不空過。

病理學科首重解剖，必須要從病人身上解剖、取下器官切片，才能仔細檢驗、分析病情，促使臨床醫學更加進步，而因為上人一句「人生只有使用權，沒有所有權」，從慈濟志工們開始不再執著於傳統民間的習俗，願意捐出往生無用的大體供解剖。許永祥說：「上人的智慧開示，開啟了慈濟的解剖志業，本科有幸參與了病理解剖任務，本著上人教導我們『對的事，做就對了』，本科至今完成三百三十四例病理解剖及每年十二例大體病理解剖。」

目前許永祥醫師正著手收集整理這些病理解剖大藏經，他認為這都是證嚴上人的智慧引領，他認為，「每一位大體老師都是一本佛經，細

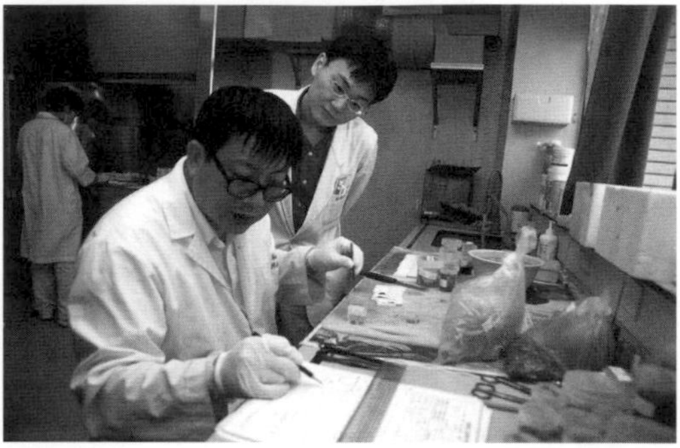

「因緣來時歡喜接受」、「分秒不空過，步步踏實做」，許永祥（左）運用從證嚴上人身上學到的智慧，三十年來踏實不空過。

心切片、仔細判讀，如同《無量義經》所說『無量法門，悉現在前，得大智慧，通達諸法』，終於能得到答案，過程極為艱辛，但是『甘願做，歡喜受』，果實絕對是甜美的。」他努力進行病理解剖與檢查，不但給臨床醫師知道疾病的真諦，重要的是讓這些醫師和學生們得到疾病的病理生理學，日後可以提早診斷、提早治療這樣的病人，而這些解剖的結果，更可以成為慈濟大學病理學的教材。

許永祥醫師在慈濟醫院已算是元老級的醫師，三十年來在工作上努力、教學上認真，一直是學生們心中最好的老師，而這些就是他不忘當年來到花蓮慈濟醫院奉獻的一念心。他認為「做愈多，體會愈多，智慧也就愈多」、「多做多得」，持續的精

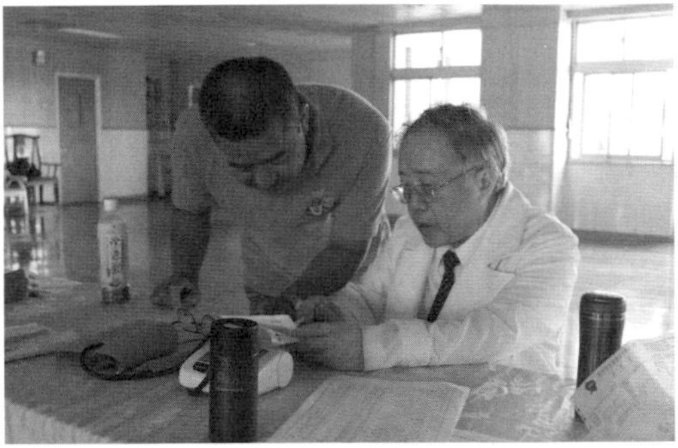

陳信典三十三年來默默在內科工作，常以上人的話自勉：「若有歡喜心，就不會疲倦。心要不疲倦，就要學習歡喜，精進努力，保持歡喜的心。」攝影／彭薇勻

進，人生就不枉來此花蓮這一趟。

陳信典醫師：歡喜精進，大喜無憂

花蓮慈濟醫院啟業不久，內科陳信典醫師就到花蓮來任職，他是新陳代謝科的醫師，專攻糖尿病的診斷與治療。

「三、四十年來，上人所說的經典如《無量義經》、《藥師經》、《法華經》、《地藏經》等，都可驗證上人建設慈濟醫院的宗旨，一生為佛教，為眾生，精進不已，遇到困境，都能以『歡喜』心，不忘初衷。」這三十三年來，陳醫師默默的在內科工作，每天上班、下班、看診、照顧住院的病人，有時候也會覺得疲倦，但他都會想到上人說的：「若有歡

喜心，就不會疲倦。心要不疲倦，就要學習歡喜，精進努力，保持歡喜的心。」

喜歡慈濟人文的陳信典醫師，最喜歡「大喜無憂」這一句話，也唯有恬淡歡喜，才能無憂，有歡喜心，才能精進。所以三十幾年來，他在花蓮靜靜的生活著，靜靜的看著病人，從照顧病人的過程中，得到歡喜心，也從照顧病人的知識中慢慢的精進。雖然過了三十幾年，陳醫師已經不再是年輕的小伙子，但他的腳步更加的穩重，內心也無比的堅定。他會在這個醫院繼續用歡喜的心，努力照顧每一個病人。

當他講到上人的智慧，「浩瀚如大海，我只能取一瓢飲」，這也是所有在花蓮慈院醫師們對於上人身上學得智慧最好的寫照。

陳培榕醫師：內修誠正信實、外行慈悲喜捨

現任花蓮慈濟醫院副院長的陳培榕醫師，在一九八六年八月慈濟醫院

啟業之後，他正好是臺大醫院耳鼻喉科住院醫師，當時他輪調到花蓮慈濟醫院支援時，就已經感受到花蓮偏鄉醫療資源的匱乏，尤其是一些例如眼科、耳鼻喉科、泌尿科等較小的專科，都沒有足夠人力可以處理較為複雜的病例。因此，在一九九三年他結束住院醫師訓練之後，便決定把個人專業奉獻給花東民眾。從那時起到現在，已經服務二十六年的陳培榕醫師，頭幾年都是一人科，一個人從白天門診、開刀、顧病房，甚至半夜接急診病人，還要肩負醫學院學生的教學任務，他並不以為苦。

由於深感花東地區頭頸部病變的治療能量不足，在擔任住院醫師時就對口腔癌治療有興趣的陳培榕醫師，發現花蓮、臺東地區口腔癌病患的發生率，排名都在全國前五名以內。這些病人有百分之七十都在花蓮慈院就醫，因為過去這個部分醫療資源不足，所以很多住在鄉下的病人，因為延誤就醫而造成治療上的延誤，甚至不治。因此他不只是在花蓮慈濟醫院幫病人就診，二十多年來，他也一直每週固定到玉里慈濟醫院幫花蓮南部的民眾門診，只要發現有頭頸部癌症病患，便送回花蓮繼續手術或是門診追蹤，使得花蓮、臺東的民眾，有了可近性更高的醫療照護。

陳培榕醫師現在不僅桃李滿天下，更幫助了許多東部頭頸部癌症的病人，找回他們的尊嚴與健康，也因此獲得花蓮縣醫師公會二〇一六年的醫療奉獻獎。

其實陳培榕醫師在學生時代也是個文藝青年，還主編過臺大醫學院的報紙刊物《醫訊》。他是個非常具有人文精神的好醫生，雖然是位外科醫師，可是他對於病人罹病背後的一些故事也相當注意，因為他知道治療的病不只是病人耳鼻喉部分的問題，其實每個罹患頭頸部癌症的病人，在個人的生活上都會有一些問題。

陳培榕也觀察到，在花蓮從事運輸、石材、水泥行業的勞工，有較高的機會罹患口腔癌，抽菸、喝酒的比例比起一般白領階級的要高。因此，他也利用各種可能的機會，進行防治宣導口腔癌篩檢以及戒菸戒酒，讓民眾知道口腔癌可以預防重於治療。對這些口腔癌病人，經過癌症切除以及頭頸部重建手術之後，陳培榕也會定期與他們聚會，除了進行追蹤檢查之外，也鼓勵他們要勇敢的面對社會，健康的活下去。

這樣一位好醫師來到花蓮二十多年，並且決定生生世世留在慈濟醫院，奉獻自己所能、服務病患，這是受到上人「內修誠正信實，外行慈悲喜捨」的感召。陳培榕醫師也表示，前些日子醫院辦合心共識營，上人開示時提到，醫護人員經常能感受到福慧雙修的愉悅。那福的內容到底是什麼呢？猶記十多年前陳培榕聽到上人期望，慈濟人能夠「內修誠正信實，外行慈悲喜捨」，他的體會是：前者就是慧的根基，後者就是福的實踐。

多年來，陳培榕深感這是影響他最深的一句話。待人以誠，實行正道，就他的了解，說的就是醫療的視病猶親、團隊合和互協及憑臨床證據執行診治策略，並正確教導團隊成員。

守信重諾及功夫扎實，不就是要我們執行醫療任務時，要信守對病人承諾，依照醫理及同意書所述內容執行重大醫療決策。也要誠信詳細記錄執行細節，並致力其中產生之相關問題的研究。同時也不斷精進自己的技術，解決臨床上面臨的相關問題嗎？同時也是告訴我們，要常反思自己行醫時是否有講求實證的科學證據？是否有誇大不實，宣稱療效？有時會在夜深人靜時問問自己，在醫療的領域上自己到底做了多少的努力，來達成這些重要的目標？

在慈的部分，陳培榕覺得其內容不僅是不分貧富貴賤，為病人提供同樣的醫療待遇，其實還有另外一層的積極意義，也就是力戒我慢之心。所謂「謙受益、滿遭損」，要得到別人的尊敬，本無良方，就是不斷的自我鞭策，精進知識技術，破除虛矯浮誇之言語，有一分證據，說一分話，這是他多年來奉為圭臬之事，但他仍然感覺自己做得不夠，也尚未能做得很圓滿。

悲天憫人本是醫者胸懷，但陳培榕覺得最重要的是同理心，除了對病

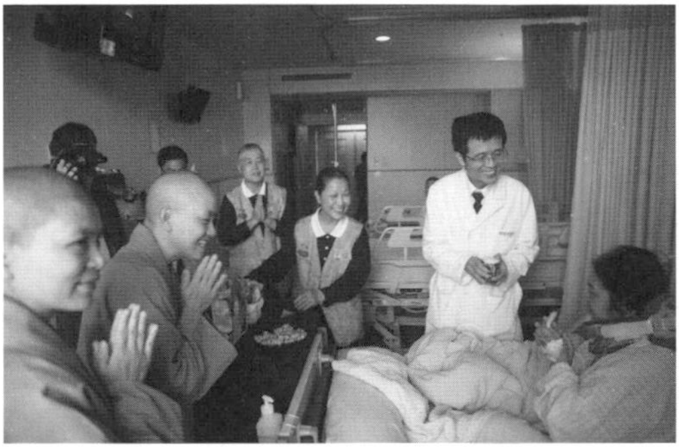

陳培榕在一九九三年結束住院醫師訓練之後，便決定將專業奉獻給花東民眾，也服務至今。

患施治外，也必須要對病人的身心靈及家庭社會基礎有相當了解，治療計畫才能考慮病人需求及偏好，詳細解說，共同選擇最佳療法，也能讓讓病患及家屬能夠了解生病的主要原因及預後，並能夠做出相關的因應或改善之行為，以得到良好的預後。這才是體現「悲」的實質意義與內容。

二十多年來，陳培榕對慈大學生的教學未曾中斷過，看到醫學系第二屆的溫羽軒醫師能夠留在花蓮慈院，持續服務東部民眾；甚至能用心向學，攻讀博士班，做相關的研究。他的卓越臨床及教學表現受到許多學弟妹肯定，帶動了許多慈濟大學醫學生前來申請耳鼻喉科，喜悅的是傳承有成、後繼有人。再者，耳鼻喉科內所有主治醫師均優秀卓越，團隊氣氛良好，在東部地區也有一定的口碑及名聲，看到青出於藍勝於藍，實在令陳培榕滿心歡喜。

陳培榕也覺得慈濟醫療人文是「捨」。從早期義診所，到現在全臺七家醫院的成立歷時四十七年，無一不是「捨」的大愛實踐，看到貧病相依相生，而成立醫療體系。在花蓮、玉里、關山及大林，有許多醫護人才願意來慈濟，不就是「捨」的人文精神表現嗎？

「內修誠正信實，外行慈悲喜捨」，是上人影響陳培榕最深刻的一句話，也是他持續堅守崗位的動力所在。在這一塊令人覺得可以奉獻此生的淨土園地，縱然時有自然或人為的考驗與磨難，卻又何嘗不是福慧雙修的好所在。

郭漢崇醫師：發心如初，成佛有餘

記得我剛來慈濟不久，有一回在精舍上人勉勵我們，「發心如初、成佛有餘」。當時聽到這八個字，覺得很有禪意，我便把它寫在白板上。如今來到花蓮已經三十三個年頭，回首來時路，感覺自己真的是能夠發心如初。那一念初發心，就是因為我們與上人的約定，希望共同來花蓮行善、來花蓮行醫。也因為那一念初發心，讓自己能夠認真的照顧病人，而由照顧病人當中，才知道學而後知不足，潛心研究，終於讓臺灣排尿障礙的病人可以在花蓮找到一個好醫生，可以解決他們的問題。

我們在上人的身邊，看著他的一言一行，其實慢慢的自己也會成為上人的弟子，感染上人悲天憫人、謙沖自居的胸懷。其實證嚴法師的慈濟世界，並不只有這一期的生命，他是希望慈濟是個生生世世的菩薩道，他帶領著許許多多的弟子，希望大家能夠用宗教家「慈悲喜捨」的精神，一起完成慈濟的理想。

當然上人逐漸老去，上人也是個平凡人，他的心也會有交戰的時候，身體也會有病痛的時候，精神也會有疲倦，身體也會有勞累，只是他感

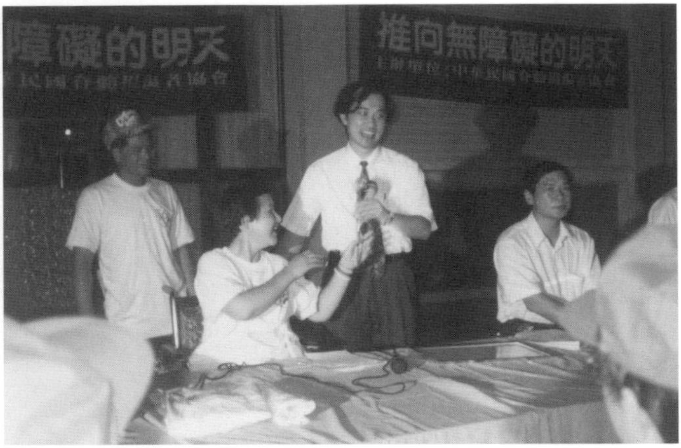

回想當年到花蓮行醫，至今郭漢崇仍常常自問：我們真的有做到用佛菩薩的心力來照顧病人嗎？

覺到自己有使命，發願做到最後。這樣子的一個宗教家的精神，以傳道士捨身取義的精神帶領著我們，讓這些自認為高知識分子的醫師，其實是非常慚愧的。我們可曾為了自己的志業委曲求全，去央求好醫生來到花蓮，我們可曾犧牲自己的時間，在自己極度疲勞的時候，仍然勉強自己去救治病人。上人勉勵我們，「好醫師是病患者心中的活佛」。對我們的病人來說，他看到我們，就像看到佛菩薩一樣，但我們真的有做到用佛菩薩的心力來照顧病人嗎？

最近這兩年來，上人更常常用「博聞愛道，道必難會，守志奉道，其道甚大」來勉勵我們。對他來講，了解他創造慈濟世界的精神與理想很容易，但能夠跟隨他的腳步一起做慈濟，一起完成志業，又有幾個人。「苦在弟子，痛在我心裡」、「還來得及嗎？」這是這一年來經常從證嚴法師口中聽到的一句感嘆的話。

證嚴法師日漸老邁，雖然精神依然如年輕時一般的強大，但是他看著身邊的數百萬弟子，期望每一個弟子，都能如他一般發心如初，抱持最初的那一念悲心，無怨無悔的走下去，走出一條康莊大道。而我們身為醫師，如果能夠從證嚴法師身上學到那一點智慧，我們回首來時路，一定會覺得人生是豐富的，生命是美滿的。

後記——我和我的慈濟夢

一九八六年，當我還在沙烏地阿拉伯霍埠醫院任職中沙醫療團返臺的前夕，偶然在報上看到慈濟醫院即將開幕的消息，當時與好友笑著說，也許回臺灣後大家可以再一起到花蓮拓荒吧！言猶在耳，沒想到會來花蓮，而且一待就是三十三年。

三十三年了，當初抱著理想帶著妻小前來花蓮的我，已歷經人生最輝煌燦爛的時光，由理想到夢想，而逐夢踏實。回首當時年少輕狂，如今白髮斑白，依然掩不住內心的激動，於是振筆疾書，想要留下一些話語，以紀念過去這段奮鬥的歷程，並藉以期勉後進為理想而活，為臺灣的醫療拓荒繼續接力。

醫療荒原　難覓醫護

慈濟醫院創建之初，很難招募醫師，雖然與臺大合作，由臺大派遣住院醫師及主治醫師前來支援，畢竟少有人發心留在花蓮耕耘。四大科主任中，有兩位還是退休的老醫師，只有一位是年輕的主治醫師（外科張耀仁），全院上下，均屬新手上路，衝勁有餘，遇事仍不免生澀。

那時的慈濟基金會林碧玉副總（大家都稱她林小姐），時常上臺北到處為醫師的來源奔走，訪問臺大主任醫師卻每每吃到閉門羹，或是枯坐良久不得其門而入，為的只是為慈院多找尋一些醫師駐診，或尋求臺大派遣住院醫師支援。然而事與願違，開院一年仍然無法有各科固定主治醫師。

我在一九八六年十月，第一次應張耀仁主任之邀，前來為一位膀胱結石的病患操刀，第一次認識慈濟。其實那時只是為了多賺兼差費補貼家用，對於花蓮之美，雖然也頗為驚豔，但總認為下鄉服務，應屬中年以後之事，年輕時仍應留在臺北多學習一些經驗。

然而，隨著花蓮每週一次門診的病人漸多，與慈濟醫院上下，也漸漸熟稔。有一次張耀仁帶著我與蔡伯文醫師進精舍面見師父（我們那時都稱證嚴上人為師父），聽他談起創院理想，眼見師父紅著眼眶，哽咽的訴說他的困難，我等內心慈悲心隱然浮現。心裡想，一個孱弱的出家人，尚且如此為了花蓮人貧病而擔心，我等年輕有為胸懷大志，難道就不能拔刀相助，共同創造奇蹟？

舉家搬遷　醫行花東

我在花蓮看診的期間，經過師父多次親自訪視，逐漸動心，但仍然無法下決定踏入慈濟。或許是因緣際會，有志一同，在許多的機會裡，我們這些曾經參加中沙醫療團的醫師朋友們聚在一起，有人起鬨說，如果我要去，你們願不願意去？其實大家心中早有默契，慈濟之行似乎是我們的宿命，漸漸的我們竟然相約成行。當時我們由臺大來慈濟支援了一年，漸漸的累積病患，對於慈濟醫院創院理念的支持，也漸漸變成自己的責任。

一顆想要來花蓮的心，竟然經常不自主的奔動了起來。但是想到要帶著妻子和兩個小孩來到花蓮，又不免為了小孩的受教機會，以及未來成長而擔憂。然而，那顆驛動的心和想要奔逐於花蓮山水之間的念頭，不但沒有消散，反而隨著時間日益增強。

終於有一次，在吃飯的時候，我輕輕的問了太太一聲：「如果我去花蓮慈濟，妳願意跟我一起去嗎？」沒想到她竟然說：「要去就全家一起去，有什麼不可以？與其留在臺北爭名奪利，倒不如到花蓮開創自己的天地。」我擔心小孩子的教育問題，她卻說，我們小的時候，不都是這樣子長大嗎？我相信在花蓮成長的小孩，一定會比在臺北的小孩幸福。

言猶在耳，現在兩個孩子，都已經由陽明大學醫學系畢業，也已成為專科醫師。他們在花蓮成長受教育，沒有過度的補習，也不需要熬夜讀書到深夜，在花蓮老師的教育下，依然可以成為著名大學的學生，更何況他們還擁有一段記憶深刻豐富的成長歷程呢。事實上同樣的場景，也發生在每一位當初來花蓮的醫師家裡，經由他們家庭的支持，這些心在花蓮的臺大醫師，便相約成行。

一九八八 承先啟後

一九八八年八月，是慈濟的一個大日子，因為從這個月分開始，我們一群臺大醫師十幾人同時加入慈濟的行列，每個人都帶著全家大小一起來到花蓮。我記得當時，創院時便來慈濟的陳英和院長最高興了，他跟大伙一起吃飯，高興的多喝兩杯，紅著臉唱起歌，因為他知道，當初他來到花蓮的選擇是對的，而且有這麼多來自臺大的夥伴們一起打拚，他的未來一定是光明，而慈濟醫院的未來也一定無可限量。

一九八八年的院慶顯得格外隆重，那是慈濟慈院兩週年，不同於前一年的是，這次院慶醫院的陣容堅強了。大家的心都跳躍著，對於未來的憧憬也抱著無限的希望。

那時我記得每一位醫師輪流上臺，就在大愛樓的大廳，面對著佛陀問病圖，上去講述來花蓮的理念與期待。每個人都用最平常的心，最直接的話語來表達內心的激動。記得李仁智說：「要把一切的努力成果呈給師父。」簡守信說：「未來要以慈濟為家，做到老死為止。」而我則提出了一百零七年的約定（註：醫師與醫院簽約通常都是一年或二年一簽。我發願一次簽約三十年，直到二〇一八年，我年滿六十五歲屆退休年齡），希望與慈濟醫院長期簽約，不要讓慈濟再因為找不到醫師而受苦。

我剛講完話轉頭，瞧見林副總悄然立於二樓迴廊，觀看著這一幕。聽著這些辛苦找來的醫師，自然流露的訴說各自來到慈濟的心情，我想她當時內心必然也十分激動。

林副總是證嚴上人的俗家弟子，從上人創建克難慈濟功德會不久，她便跟隨上人，協助處理會務。當上人決定要興建慈濟醫院的時候，她雖然知道，沒有錢、沒有地、沒有人，但她相信證嚴上人的睿智、決心與毅力。

因此，在最艱苦的時候，林副總一肩扛起所有的聯絡事務，到處請求協助，從花蓮縣政府、臺灣省政府，一直到總統府，或是從臺大醫院的各科室主任、主治醫師，到院長室，只要是有需要，只要對醫院的興建有幫助，她都二話不說，立刻趕往請求幫助。她是如此的謙卑、如此低聲下氣的請大家協助慈濟，也因為如此，而感動了無數人的心，願意挺身來幫助證嚴上人興建醫院。

早年我們來花蓮門診的時候，林副總經常約我們吃飯聊天，席間她總是想盡辦法，希望我們這一群醫師能夠留在花蓮。她告訴我們醫院興建的艱苦過程，及醫院面臨沒有醫師即將斷炊的艱難。怎麼樣她都希望我們能夠留下來，因為她的真情流露，也感動了我們這一批醫師，也因此才有一九八八年，我們十幾位臺大主治醫師相偕東來的義舉。

對於這個醫院，林副總可以說是當做是自己親生孩子般的呵護與疼愛。隨後興建的玉里慈濟醫院、關山慈濟醫院、大林慈濟醫院、臺北慈濟醫院及臺中慈濟醫院，她也都盡力奔走，完成建院的目標。

記得在玉里慈濟醫院開幕的前一天，我因為奉命協助建院事宜，親自到場監督醫院裡面的整修狀況。在傍晚我即將返回花蓮的時候，整個醫院仍然雜亂不堪，很多地方都還沒有打掃乾淨。但在第二天開幕的時候，整個醫院從外到內卻煥然一新、整潔明亮。後來我才知道，前一天晚上林副總協同醫院的行政人員以及清潔人員，一起打掃、一起擦桌椅，一直忙到天亮，隨即進行開幕剪綵儀式，她才坐在旁邊稍微喘息一下。由此可見林副總對於慈濟醫院建院的苦心與投入。她這種堅定的精神，是當年我們這些年輕醫師所要效法的。

在慈濟醫院與臺大醫院建教合作時，林副總到處請求各科主任派醫師前來支援的那幾年，著實吃盡了苦頭。有些醫師不理她，有些醫師跟她抱怨，從慈濟醫院傳回臺大醫院一些不好的消息，她都只能陪著笑臉，一一向這些科主任賠罪。現在想起來，林副總當時的心情應該是五味雜陳，淚水往肚裡吞。但也因為她堅毅的性格，才成就了慈濟醫院今日的茁壯。也因為她的真情流露，才感動了無數的年輕醫師，願意前來花蓮共襄盛舉。

林副總從一九九〇年慈濟基金會成立總管理中心之後，擔任醫療志業副總執行長。二〇〇八年十一月起，由林俊龍執行長承擔醫療法人的營運管理，林副總則持續奔走於世界各地，為慈濟海外業務、義診和教育慈善志事業努力不懈。

慈濟醫院從草創到開始，邁出大步，應該就從兩週年院慶那一天開始吧。然而三十多年後的今天，檢視當初上臺誇下豪語的醫師們，竟然所剩無多，那些理想豪邁的話語，雖然仍在大廳中縈繞，卻再也尋不到那一群熱情澎湃年輕醫師的身影。

隨著時間過去，花蓮慈濟醫院穩定的成長，新的一年又來了一些新的醫師，當時我們常常會對於新醫師多加照顧，帶他們上街購買日用品，並且指點他們如何過日子，小孩子如何送去幼稚園。

新舊醫師之間的感情相當的融洽，下班之後也常常聚在宿舍前的網球場，打開照明燈一起打網球。太太們則抱小孩或是拉著年紀還小的兒女，在球場旁邊的草坪上嬉戲談天。那時候醫院的氣氛是多麼的融洽，大家互相勉勵互相提攜，一起在花蓮過著像是海外的生活。

醫院裡面各科的業務量也逐漸增大，哪一位醫師完成了困難的手術，就會互相報告互道恭喜，哪一位醫師發生醫療糾紛，大家也會互相支持，互相安慰，那是一個彼此扶持長大的年代。在醫院的醫師也都能感受到來自科內或院內同仁們的關心和照顧。回想起來，真是溫暖。

醫學合一　培育英才

慈濟醫院三週年，慈濟護理專科學校也成立了。記得當時冒著強風，十幾位醫師到護專參加開學典禮，被風吹的東倒西歪，大家口中唱著不太熟悉的校歌。我們這些第一批來自臺北的醫師，都成了護專第一任的老師、主任，我甚至還擔任圖書館館長呢！在醫院看病的同時，也擔任護專的各科授課老師，雖然辛苦但從沒有人說不去，因為大家都知道，唯有培育出慈濟的護理人才，才能夠支援醫院日益不足的護理人力。

但是當師父跟我們提起，想要創設醫學院的時候，大家卻又不禁覺得簡直是痴人作夢。臺灣醫學院眾多，但很多醫學院都因為師資不足導致教學的窘境，要在花蓮創辦醫學院，首先面臨到的便是師資的問題，談何容易！更何況那時在慈院的醫師們，最多也只不過具有講師資格，如何能想像我們要去創辦一所醫學院呢！

記得當初前來支援的臺大病理科蘇益仁教授，便跟林副總打賭，如果妳們真的能夠創辦醫學院，我就跟妳簽約來慈濟教學。話說完沒多久，我們就成立了慈濟醫學院籌備委員會，當時的各科主任都是籌備委員。還記得我們曾經到臺南成大、臺北長庚去參觀他們的醫學院，聽取這兩所新興醫學院的創校經驗，也曾經在第一會議室聽取許常吉建築師規劃醫學院的校園藍圖……。

那些往事記憶猶新，昔日我們醫學院的畢業學生，如今已經成了慈濟醫院的主治醫師或主任，醫院裡面早有大大小小的實習醫學生穿梭其間。回想這段往事，又不禁為自己當初狹隘無知、短視近利而覺得汗顏，更為上人的眼光獨到及堅毅精神所折服。

步步踏實　成果豐碩

同樣的，慈濟醫院也在隨後的三十幾年間逐漸成長，慈濟的腳步也由慈善、醫療，逐漸拓展到教育、及人文志業。鑑於整個慈濟志業體的不斷擴大，慈濟必須要有十方大德的新血加入，才能成就各大志業，醫院也是一樣，如果侷限於早期前來拓荒的少數醫師，很難往醫學中心邁進。

於是三十幾年來，一批批來自全臺灣各大醫院的醫師加入慈濟，當然也有許多的醫師陸續離開。人來人往之間，也看到許多醫師心情的起落。而我則依然每天七點鐘上班、下午七點鐘下班，十二小時，做我應做的事情，努力的讓自己向上提升。除了專心臨床工作之外，也做了不少基礎與臨床的研究工作，發表超過五百篇論文，順利取得教授資格，並且對外爭取衛生署及國科會的研究經費來進行研究。一九八九年起創辦《慈濟醫學雜誌》，提供院內同仁寫作論文的園地。一九九一年更開啟「慈濟醫學研究中心」，購買設備，以供慈院同仁們從事臨床及基礎研究之用。慈濟醫院當時雖小，卻儼然具有醫學中心的雛型。

我當初由於要來慈濟，放棄了赴美進修的機會，在慈濟工作初期當中，有多次原本想要再赴美進修，卻又因為父母健康問題而耽擱。沒想到，一個完全在花蓮慈濟醫院成長的醫師，竟然可以在今日成為醫學院教授，更成為臺灣泌尿科界排尿障礙的專門醫師。所以，如果說花蓮的環境會阻礙醫師的成長，或是學術的研究發展，那應該是不正確的。

我想，在任何一家醫院，有病人就會有研究的材料，也就可以讓每一位教學醫院的醫師得到成長的機會。阻礙自己成長的，恐怕是那一顆無意向上的心吧。

慈濟精神　永銘於心

三十三年間，其實我常常拿自己的成就與慈濟相比，那自己真是十分渺小；也常常拿自己的決心與毅力，與證嚴上人相比，那又是小巫見大巫。

然而，三十多年間我學習到的慈濟精神是，不畏艱難、由無變有、忍辱負重、永遠向前而努力。我想，這些精神就是證嚴上人當初能由一個孱弱比丘尼帶著弟子和幾位婦女縫嬰兒鞋、推動在菜市場存五毛錢行善時所顯露出來的堅強毅力。他訂下目標奮勇向前，認為天下沒有做不到的事情，只要有那一分心，一定可以完成想做的事情。我在慈濟三十多年間的付出，得到許多回饋，但最大的收獲，可能仍然是由證嚴上人身上所學習到的慈濟精神。

二〇〇五年三月合心樓落成啟用，證嚴上人邀請主治醫師們茶敘，席間我又聽到許多主治醫師們上臺侃侃而言，談起他們的理想，談起對慈濟的感恩之情，像極了三十二年前在舊大樓大廳中，與我同時前來花蓮的那一批醫師的話。

接著我在院長的邀請下站起來說幾句話，我說：「這些醫師們如此豪邁的發願，希望你們能記在心裡，今生今世以慈濟人自居，為慈濟而打拚。所謂『發心如初，成佛有餘』。說大話容易，但要徹底貫徹執行卻是相當困難的。希望新來的醫師們，能永遠的在慈濟待下去，而且日益精進，成長自己，讓今日你以慈濟為榮，他日慈濟能以你為榮。」我不知道這些話是否會傷了一些醫師的心，但那確實是我的肺腑之言。

物換星移　守志不動

從一九八六年開始，我便來到慈濟服務，三十三年之間看到了多少人事沉浮，多少人來到慈濟畫了大餅，但卻無法實現。不知有多少慈濟醫師真正能想到這個醫院當初在花蓮創立的目的，就是為了要解決偏遠地區醫療不足的窘境，要為花蓮人的貧困尋求解脫之道。

三十多年了，這個醫院由地區醫院已經成為實實在在的醫學中心，由當初四大科主任，如今已有三十幾科，三百位主治醫師。如果每一個人都能真正以慈濟以花蓮為念，都很想把自己奉獻給這個醫院以及這塊土地，那除了認真的執行臨床工作之外，也應該要更加努力的進行研究及教學工作，讓我們的專業與時俱進，讓我們教出來的醫學系學生能夠成為臺灣真正優秀的健康守護者。

慈濟精神應該不是掛在嘴邊的感恩話語，而應該是真正由自身做起，潛心研究，把自己的專業精進到極致，用最好的醫術，最充實的教學，來回饋這塊土地與這個由十方信眾所涓滴形成的慈濟醫院才是。

其實，慈濟醫院一開始是一間兩百五十床的小醫院，迅速擴展成如今有四大院區以及三個區域醫院這樣的規模，並不是很容易的事。但是每個醫院的發展，還是有相當大的空間。雖然我們號稱為醫學中心，但捫心自問，究竟有哪些科僅是勉強達到標準？有哪些科根本就還不到醫學中心的水準？我們必須要認真的反省，到底我們真的達到醫學中心的水準嗎？如何拓展我們的業務？如何讓我們服務東部民眾的品質達到最高，這才是每一個在慈濟醫院任職的醫師應該要體會的。

我們期待的慈濟醫院並不是一個龐然大物，有著各種必要的軍備，做昂貴的檢查，而是小而美、精緻、高品質、對病人充滿愛心、凡事都以病人為念。醫院裡的醫師應該經常想到，如何讓病人的診斷與治療達到最好的境界，不會去思考怎麼樣賺錢，如何讓科的業績能夠達到正向的平衡，隨時腦子裡都想著臨床研究，一心一意的要讓病人的病痛得到解決。而在服務的同時，我們又以充滿醫療人文的愛心，陪伴著每一位來醫院的病人，以傳道的精神在這個醫院服務，那才是真正的慈濟精神。

我不知道在慈濟各院區，究竟有幾成的醫師具有這種傳道的精神，但我期望醫院的領導階層，應該能夠營造一個氛圍，讓醫院的同仁都能以在慈濟醫院服務為榮，都能夠很驕傲的跟他的家人以及朋友說：「我在慈濟醫院服務，是我發揮志業的所在，在那個醫院我們一切都以病人為中心，不以營利為目的，我們想的永遠是，怎麼幫病人做最好的診斷與治療，我們從來不會去計較個人是否從醫療的當中得到多少利益。」那是一個理想中的醫院，但是也是我們期待慈濟醫院能夠努力以赴的一個遠大目標。

期許下一個慈濟醫療的希望工程

慈濟的醫療志業從一九七二年花蓮市仁愛街的義診所開始，到一九七九年證嚴上人發願興建慈濟醫院，到一九八六年慈濟醫院啟業迄今，已經接近五十年。在這漫長的路程中，我們看到了證嚴上人和他的弟子慈濟人一路顛簸走來，雖然辛苦，但是充滿了無比的決心與毅力，也吸引了許多有心向善的醫師，一起來協助慈濟醫院的興建和發展。

如今，慈濟醫療志業已經在臺灣有四大醫院和三個小醫院，這些醫院大多坐落在較為偏僻的地區，主要的原因就是證嚴上人當初發心救助貧病的民眾。當然，各慈濟醫院的工作仍然持續在進行，永無止盡的看護著臺灣每個角落的貧苦民眾。我們從慈濟醫院的發展，看到了證嚴上人的決心與毅力，也知道他那大無畏的精神，化不可能為可能的勇氣，才能造就今天慈濟醫院偉大的醫療工程。

慈濟志業除了醫療之外，也在教育、人文以及慈善，無遠弗屆的照顧著全球每一個角落需要救援的眾生。一九九九年九二一大地震之後，快速的災區救援，以及立即啟動的希望工程，重建的五十一所偏鄉學校，再一次證明慈濟人的能力與向心力。二〇〇九年八八風災之後，快速啟動小林村的重建工程，也證明了慈濟志業完全是以慈善為終極目標。

為了解除眾生之苦，不畏任何艱難與困苦，讓我們這些跟隨證嚴上人三十多年的醫護人員，無不為之動容。如今，花蓮慈院已經屹立在東臺灣三十三年，慈濟大學和慈濟科技大學，也早已培育出數千位的醫護人員，投入全臺灣各地的醫療工作。

在這個光榮的時刻，我們不禁要再省思，究竟慈濟志業的方向在哪裡？臺灣是不是還有很多偏鄉地區需要慈濟的救援與協助？許多政府做不到的希望工程，慈濟代替完成了。而那些仍然在深山裡，在偏遠的海角天涯，等待著醫療資源的民眾，卻仍然必須要長途跋涉，才能到各地的慈濟醫院就診。

我們看到南迴公路上，有原住民醫師大聲疾呼要興建南迴醫院，我們也看到在偏遠的綠島、澎湖、以及各地鄉下，因為交通不便，仍然有很多民眾渴望著有較高醫療水準的醫院，來解決他們貧病的問題。

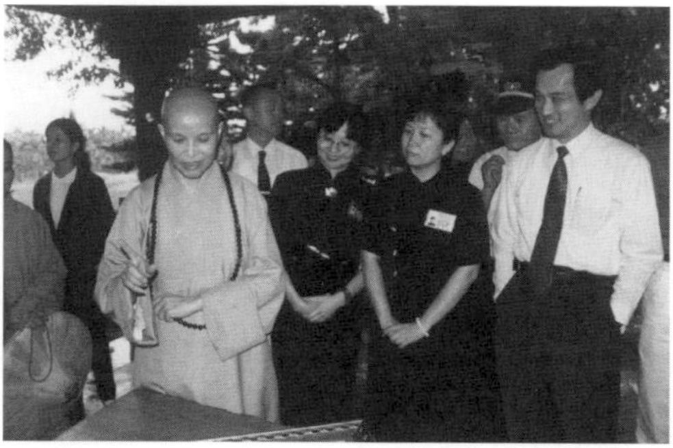

郭漢崇：「我們在上人的旁邊，看著他的一言一行，其實慢慢的自己也會成為上人的弟子，感染了上人悲天憫人、謙沖自居的胸懷。」圖攝於一九九八年臺東。

看到這些苦難的民眾，就醫的辛苦，我一直在期待著，盼望慈濟志業能夠展開下一個屬於醫療志業的希望工程。這些希望工程，將會在全臺灣各地醫療資源缺乏的鄉下、海邊、山裡，興建中小型的醫院，號召慈濟大學的畢業生以及早期投入慈濟醫院的資深醫師們，共同齊心協力完成臺灣醫療最後一些拼圖。讓臺灣每一個角落，不再有醫療資源的缺乏，也不再有找不到醫生的痛苦。

記得在一九九八年九月時，我曾經跟隨證嚴上人前往臺東勘查建院用地，在臺東郊區綠色隧道的旁邊有一塊果園，上人曾經指著這一塊農地告訴我說：「這將是我們在臺東興建的慈濟醫院。」並且詢問我願不願意來這裡，年輕的我當時只是笑一笑，並沒有為這個偉大的理想做出承諾。然而三十多年來，看到許多臺東的民眾前來花蓮就醫，聽到一些年邁的病患訴說兒女無法請假，導致他們不能前來準時看診，或是及時住院就醫，那時心中常有莫名的傷痛，有時很想趕快到那個地方行醫。

當年我曾說過：「臺北不缺我一個醫生，但是到了花蓮，就有百分之百的一個泌尿科醫師可以幫助當地的人。」言猶在耳，如今我們已經培育出很多良好的專科醫師，而這些羽翼漸豐的專科醫師，其實更可以利用我們的專業能力與豐富的知識，前往更需要我們服務的地方。

另外，因為我長期支援脊髓損傷各地區協會的義診活動，也讓我感受到慈濟醫療體系還有許多我們可以做的地方。例如，對於弱勢脊髓損傷者的復健工程、對於智障以及肢體殘障者的庇護中心與潛能發展中心。這些弱勢，但卻急需醫療機構大力支持的病人，慈濟志業如果能夠在各區的地區醫院，同時附設相關的復健中心與醫療中心，讓這些病人能夠在這些照護中心得到良好的醫療以及復健，相信這一個希望工程，將是臺灣社會最重要的啟蒙力量，也可以凝聚全臺灣慈濟人以及臺灣人民最大的愛心，共同完成臺灣這個美麗島嶼完整醫療體系的夢想。

我們在各院購置昂貴儀器，卻只能救助少數的癌症病患，或是投資在高科技的研究，期待新的醫療技術有所突破的同時，是否也應該思考，如何用相同的經費來做最基本的醫療扎根工作。「莫忘初衷」不就是應該提醒自己，永遠要記得慈濟建院的初發心，就是在協助貧苦的病患，期待臺灣成為一個沒有貧病的安樂國度。

我來到慈濟醫院近三十三年，當初的理想已逐漸實現，但我對慈濟依然抱著一個遠大的夢，而這個夢，就是希望上人能夠再一次發揮當年創院的精神，號召所有善心人士，相約共同打造這一個健康的島嶼而努力。這是慈濟醫療志業另外一個艱難的希望工程，但我相信，以上人的智慧、決心和毅力，必能完成這一個醫療的希望工程。

上人囑咐我來寫慈濟醫療人文，我謹以這些文字回憶過去，並期勉在醫院的所有醫師們。希望大家也可以同我一樣發下宏願，在慈濟醫院做到人生的最後一刻，如果有那麼一天，整個醫院的醫師們都能在臨床服務、研究教學向前邁進，院內形成一股互相砥礪的學術風氣，每一位醫師都能真正做到守護民眾健康，認真研究，用心教學的醫學中心級的醫師，讓我們的學生在外可以驕傲的說：「我是從慈濟畢業的」，那就是我最大的慈濟夢！

——郭漢崇 二〇一九年十一月六日

附錄

全書參考資料：

＊證嚴上人開示資料庫系統

＊《慈濟年鑑》

＊《慈濟月刊》

621期〈曹爸的活力與魔力〉文／楊舜斌

467期〈掌握關鍵時刻，牽起再生緣〉文／陳美羿

＊《人醫心傳》月刊

87期〈樂活小農—小腦萎縮症楊文港的故事〉文／吳宛霖、〈病人教會我的一些事〉文／劉安邦）

109期〈陪他回家—花蓮慈濟醫學中心家醫科王英偉〉文／吳宛霖

137期〈有情有義的開心團隊〉文／趙盛豐、整理／彭薇勻

＊醫師個人專訪：慈濟醫療法人人文傳播室採訪撰稿

梁忠詔醫師（文／吳宛霖、李姿穎）

陳英和醫師（文／黃秋惠）

陳瑞霞醫師（文／沈健民、曾慶方）

郭漢崇醫師（文／黃秋惠）

＊慈濟大學模擬醫學中心網頁

靜思人文 JING SI CULTURE 上人與我——那些年我們在慈濟的日子

作　者 / 郭漢崇
總編輯 / 林淑雯
責任編輯 / 張慧敏、曾慶方、黃秋惠、陳瑤蓉
編輯協力 / 慈濟醫療財團法人人文傳播室
美術編輯 / Javick工作室、陳香郿
專案企劃 / 蔡孟庭、盤惟心
封面攝影 / 阮義忠
全書照片提供 / 慈濟基金會文史處圖像資料組、慈濟醫療財團法人、慈濟大學模擬醫學中心、郭漢崇

出　版 / 遠足文化事業股份有限公司 (方舟文化)
發　行 / 遠足文化事業股份有限公司
地　址 / 231新北市新店區民權路 108之 1號 9樓
電　話 / (02) 2218-1417　傳真：(02) 8667-1065
電子信箱 / service@bookrep.com.tw
網　址 / www.bookrep.com.tw
郵撥帳號 / 19504465遠足文化事業股份有限公司

讀書共和國出版集團
社　長 / 郭重興
發行人兼出版總監 / 曾大福
業務平台
總經理 / 李雪麗　　副總經理 / 李復民
海外業務協理 / 張鑫峰　　特販業務協理 / 陳綺瑩
實體業務經理 / 林詩富　　專案企劃經理 / 蔡孟庭
印務經理 / 黃禮賢　　印務主任 / 李孟儒

慈濟人文出版社
地址 / 臺北市忠孝東路三段二一七巷七弄十九號一樓
電話 / 02-28989888
傳真 / 02-28989889
郵政劃撥 / 06677883 互愛人文志業股份有限公司
網址 / http://www.jingsi.org

法律顧問 / 華洋法律事務所 蘇文生律師
印　製 / 中原造像股份有限公司

2020年 1月 15日初版一刷　　定價：480元
ISBN：978-986-98448-6-4　　書號：SV0E0001

團體訂購請洽業務部 (02) 2218-1417分機 1132、1520
讀書共和國網路書店 www.bookrep.com.tw

國家圖書館出版品預行編目 (CIP)資料

上人與我：那些年我們在慈濟的日子 / 郭漢崇作 .
-- 初版 . -- 新北市：方舟文化出版：遠足文化
發行 , 2020.01
　面；　公分
ISBN 978-986-98448-6-4(精裝)
1.醫學 2.醫療服務 3.文集

410.7　　108023079